癌の世界では、簡単に道に迷います

AF887856

ぜひ NCCN Guidelines for Patients® をあなたのガイドに

- ✓ 最良の結果となると考えられる癌治療オプションのステップ・バイ・ステップガイド
- ✓ 世界中の医療提供者に使用される治療ガイドラインをもとにしています
- ✓ あなたの主治医と癌治療に関する話し合いに役立つよう作成されています

National Comprehensive Cancer Network®

NCCN Guidelines for Patients® は、National Comprehensive Cancer Network® (NCCN®) により作成されています

NCCN

✓ 患者ケア、研究、教育に力を注いでいる、米国各地の主ながんセンターの同盟団体です

NCCN に参加しているがんセンター：
NCCN.org/cancercenters

NCCN Clinical Practice Guidelines in Oncology (NCCN Guidelines®)

✓ NCCNがんセンターの医師が最新の研究および長年の経験に基づいて作成

✓ 世界中の癌治療に携わる医療従事者の方へ

✓ 癌検診、診断、治療のための専門家からのアドバイス

無料オンライン
NCCN.org/guidelines

NCCN Guidelines for Patients

✓ NCCN Guideline では、簡単に理解できる形で情報提供

✓ 癌患者さんや、患者さんをサポートする方々向け

✓ 最良の結果となると考えられる癌治療オプションの説明

無料オンライン
NCCN.org/patientguidelines

この NCCN Guidelines for Patients は、NCCN Guidelines® for Colorectal Cancer Screening, Version 2.2021 – April 13, 2021をもとに作成されています。

NCCN Foundation では、癌の診断によって影響を受ける何百万人もの患者さんとそのご家族に対し、NCCN Guidelines for Patients への資金提供と配布によりサポートすることを目指しています。また NCCN Foundation は、癌研究分野においてイノベーションの中心にいる国内の先進的な医師へ資金提供することで、癌治療の発展に寄与しています。患者さんとケアギバー向け資料のフルライブラリの情報はこちらNCCN.org/patients。

National Comprehensive Cancer Network (NCCN) / NCCN Foundation
3025 Chemical Road, Suite 100
Plymouth Meeting, PA 19462
+1 215.690.0300

NATIONAL COMPREHENSIVE CANCER NETWORK®
NCCN FOUNDATION
Guiding Treatment. Changing Lives.

NCCN Guidelines for Patients は NCCN Foundation®からの資金提供を受けています

寄付やより詳しい情報については NCCNFoundation.org/donate
または PatientGuidelines@NCCN.orgまでメールしてください。

F!GHT COLORECTAL CANCER

Fight Colorectal Cancer のご支援もいただいています

私たちは、患者さんへの情報提供、影響力のある政策変更、画期的な研究開発を通じて、この病に影響をうける方々の希望となるよう、大腸癌の治療のため、そして粘り強い戦士としての役割を果たすために戦います。十分な情報を得た上で健康に関する決断を下せるよう、コミュニティーに対して信頼のおけるリソースを探すお手伝いに力を注いできた1つの組織として、私たちはこの包括的なリソースを提供することに誇りを持っています。Fightcolorectalcancer.org

多大なるご支援に感謝します。

Kristina Gregory
Lois & Donald Howland
John Kisiel
Wui-Jin Koh
Elizabeth & Brian Rizor
Marianne & Gary Weyhmuller

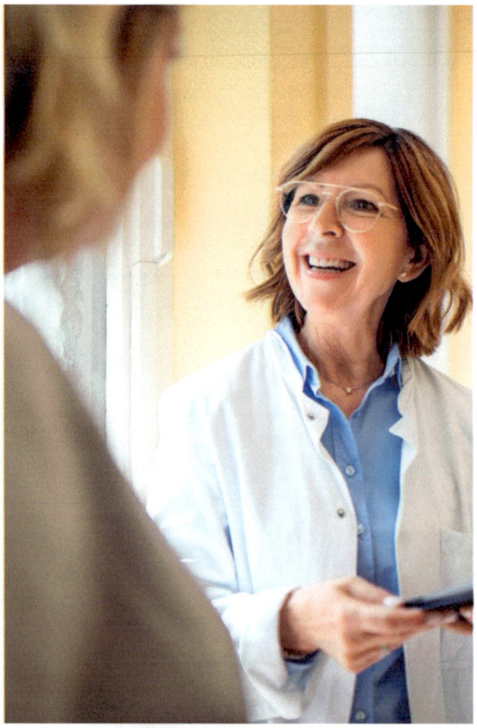
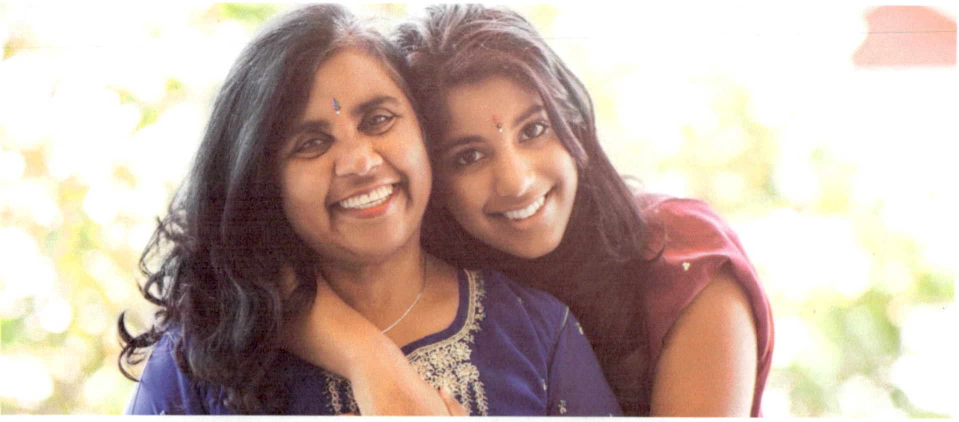
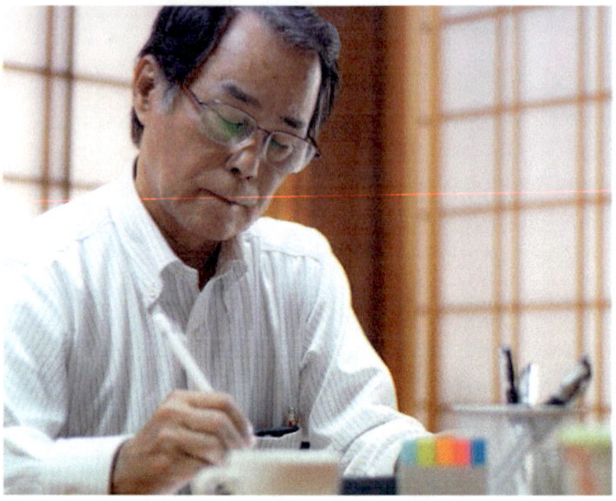
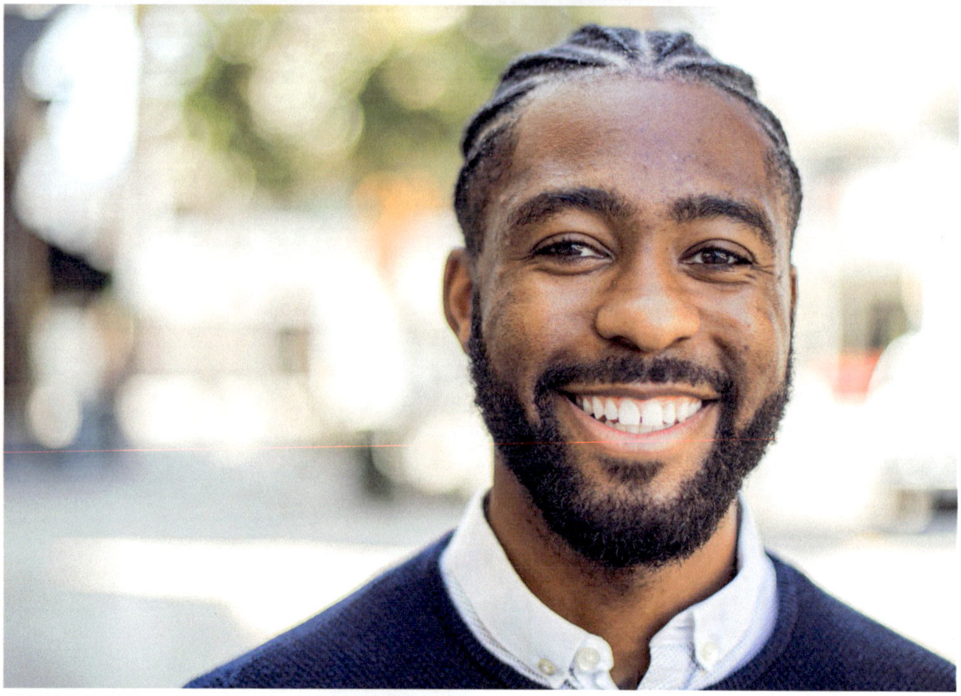
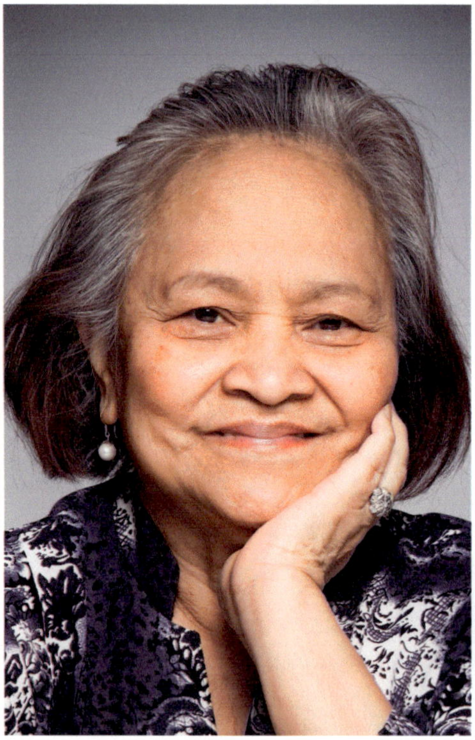
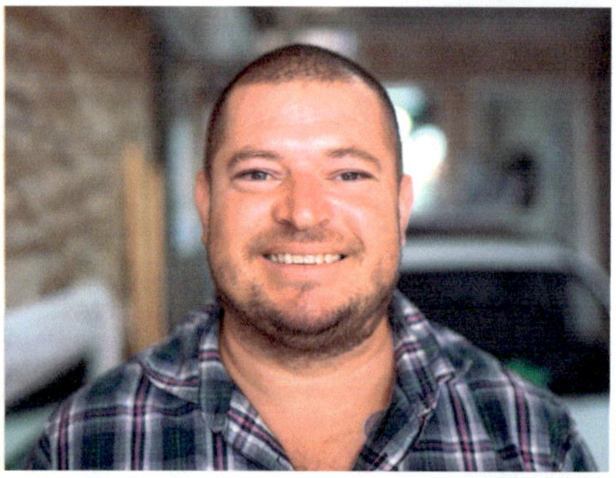
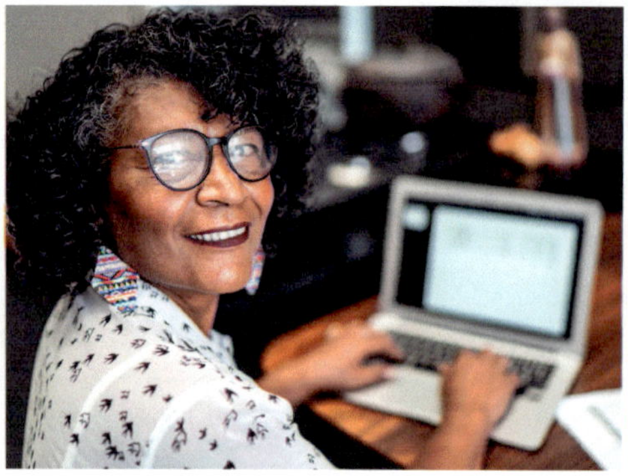
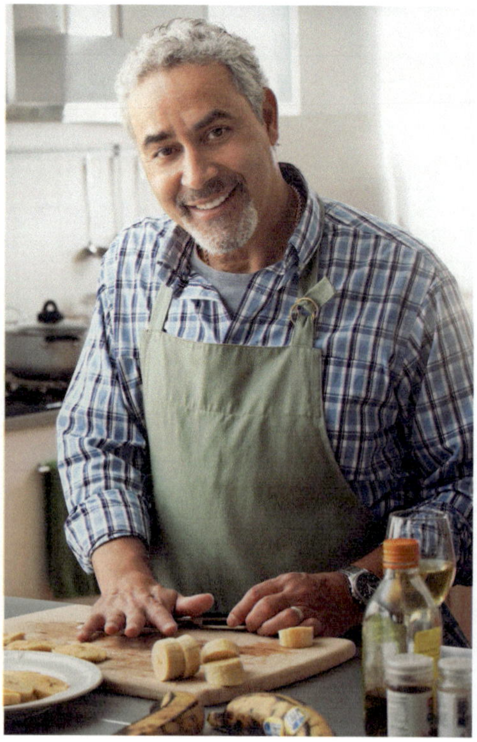

内容

1

癌検診が命を救う

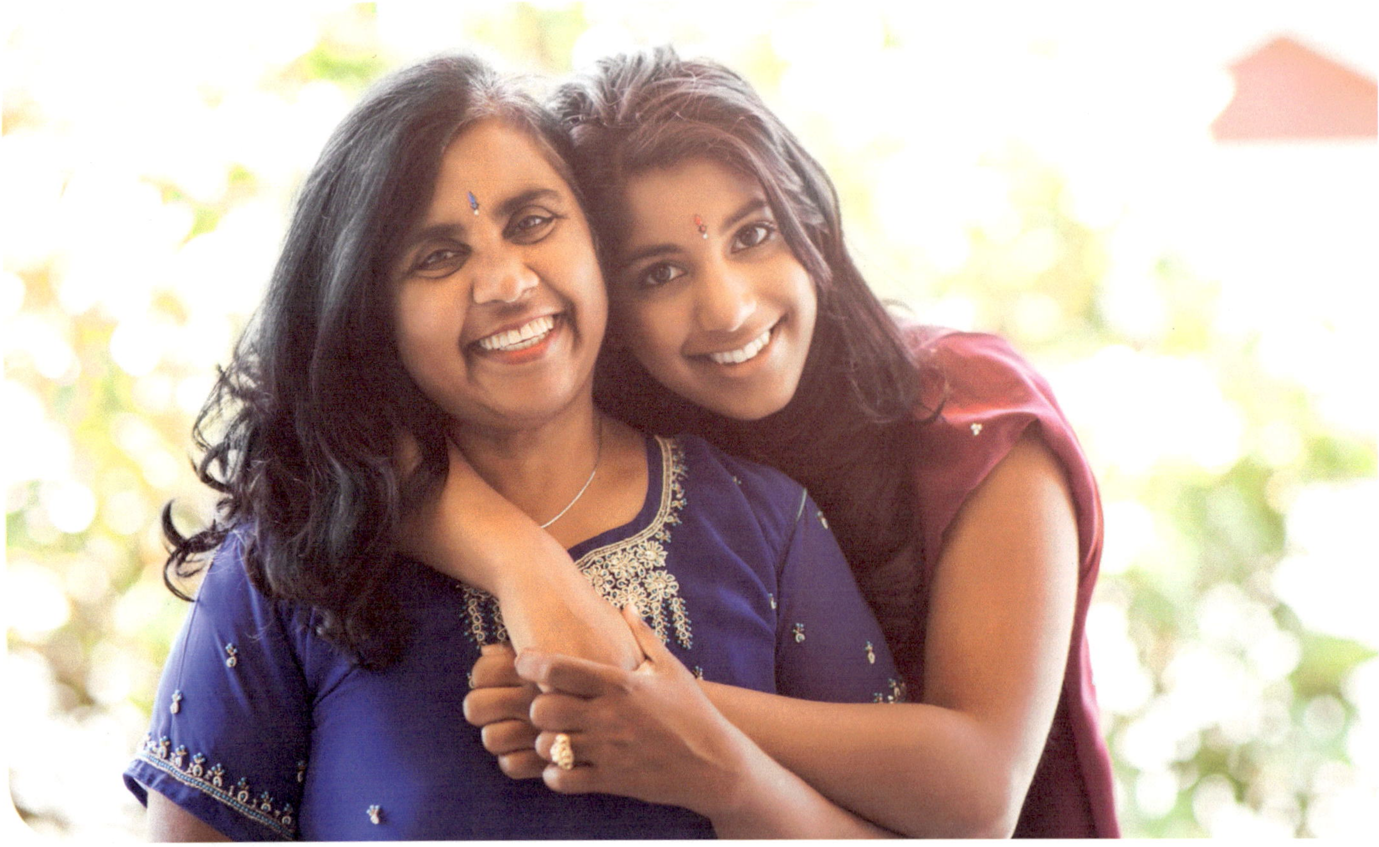

大腸癌は世界で3番目に多い癌です。検診により大腸癌を防ぎ、治癒の可能性が高い時期である早期発見につながります。

大腸癌とは?

人間の体は30兆個もの細胞からできています。癌はコントロールできない増殖をする、異常細胞の疾患です。大腸癌とは結腸または直腸の癌のことです。

結腸や直腸は消化器系の臓器です

消化器系は食物を体が使用できるよう分解します。胃の中では、食物は小さなかけらに分解されます。小腸では、食物からのほとんどすべての栄養素が血流から吸収されます。

消化器系は体からの未消化食物を取り除きもします。大腸では結腸を通過する間に未消化の食物から水と塩が取り除かれます。個体の食物廃棄物を、排泄物または便と言います。直腸は肛門と呼ばれる開口部から身体の外に排出するまで便をためておきます。

ポリープの中には大腸癌に進行するものもあります

大腸壁は組織の層でできています。一番内側にある便と接触する層は粘膜と呼ばれています。異常細胞が増殖する部位はポリープと呼ばれ、一般に粘膜で発生します。

結腸と直腸

結腸や直腸は大腸の一部です。結腸は一番長い部分であり、約5フィート(1½メートル)の長さです。4つの部分に分けられます。上行結腸、横行結腸、下行結腸、そしてS状結腸です。直腸は大腸の最終近くの部分です。約5インチ(12センチメートル)の長さです。

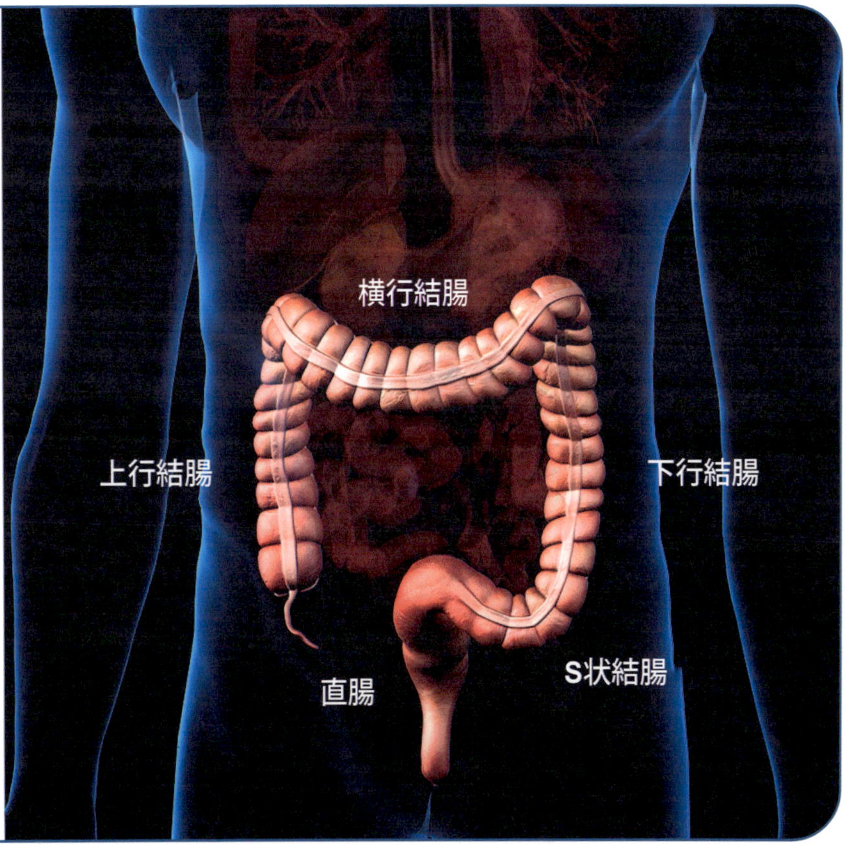

多くのポリープは癌には進展しませんが、ほとんどすべての大腸癌はポリープから始まります。ポリープにはさまざまな種類があり、その中には癌になりやすいものもあります。ポリープから癌に進展するには何年間もかかります。

癌細胞はコントロールできない増殖をします

細胞が癌性となるとき、通常の細胞のような振る舞いにはなりません。癌性の細胞は通常の細胞増殖のルールを破ります。

- 通常の細胞とは違い、癌細胞は細胞死の時期がきても死にません。また時間がたつにつれて、通常細胞と置き換わる新しい癌細胞を増殖します。
- 癌細胞はその場に留まることがありません。大腸壁を突き抜けて、臓器や組織の近くまで増殖することがあります。
- 癌細胞は体の他の部分へ広がる場合があります。血管やリンパ管が大腸壁内部にあります。癌細胞がこれらの管に到達するると、広がることができます。

ステージ分類は、癌をその進行度と転移の広がり方によって分類される標準的方法です。大腸癌のステージは、ステージ0からステージ4です。癌の進行度と転移がより重篤である場合には、高いステージとなります。

癌が進行するにつれ、症状を引き起こします。症状がある歳には、癌は通常進行し、より治療が難しくなります。治療の効果がない場合には、癌細胞は進行し続け、臓器の機能停止を生じます。

結腸および直腸ポリープ

ポリープは大腸壁内で増殖する病変です。さまざまな形状があります。キノコ状のポリープは、有茎性ポリープといいます(左)。無茎性ポリープには、丸い先端に広い土台部分があります(右)。

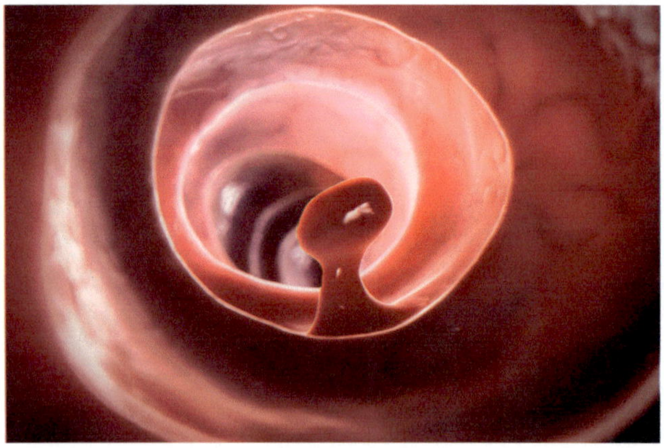

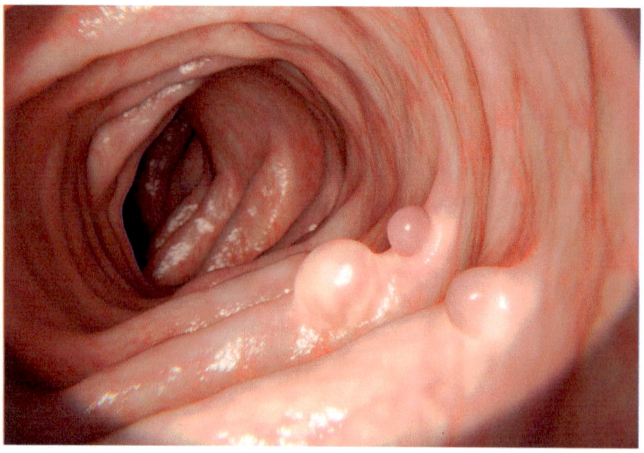

なぜ検診を受けるのでしょうか？

大腸癌検診では、症状が出る前にポリープや癌を発見します。これにより以下の2つの方法で命を救います。

- **検診により大腸癌を防ぎます**。ポリープが癌になる前に取り除くことで、癌を防ぎます。
- **検診により症状が出る前に癌を発見します**。癌が早期で発見されれば、処置や治療がより簡単になります。

大腸癌のリスクがあるときに、検診を開始します。検診にはいくつか方法があります。

- **内視鏡検査**は、胃腸科医などの医師が手持ち式装置を使い、結腸や直腸の内部を見て異常な増殖を見つけます。
- **画像診断**では、結腸や直腸の内部を撮影します。放射線科医により写真をレビューして異常な増殖を見つけます。
- **臨床検査**は便中の血液などから癌マーカーを発見します。

ポリープを切除できる検診方法は内視鏡のみです。大腸癌検診の内視鏡検査には、大腸内視鏡検査および軟性S状結腸鏡検査があります。

取り除いたポリープは、病理医と呼ばれる専門家のもとに送られます。この医師は、顕微鏡を用いて、ポリープ内の癌細胞をさがします。癌細胞が見つかった場合には、癌であると診断されます。

検診 vs 診断

大腸癌の兆候や症状がない場合には、癌検診を実施します。兆候や症状がある場合には、検査の目的は問題点をみつけて診断を下すことになります。このような兆候や症状が認められる場合には、大腸癌検診をすぐに受診した方がよいか、あなたの主治医と相談してください。

鉄欠乏性貧血

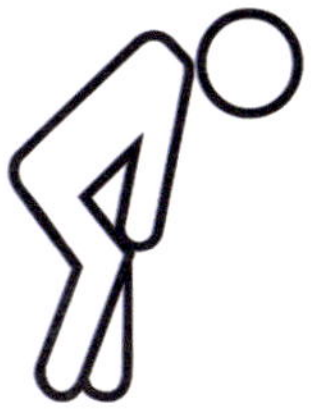

血便

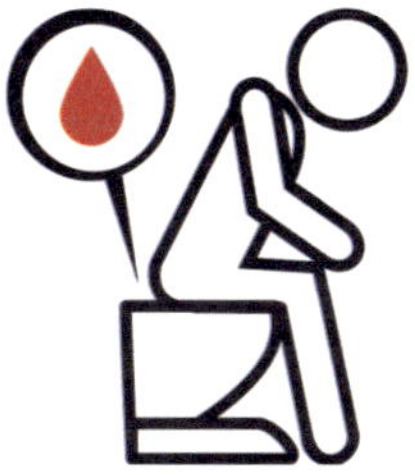

排便習慣の変化

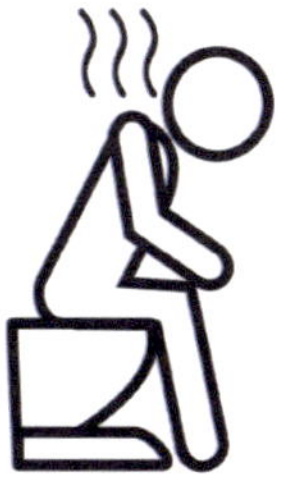

検診を受ける必要がある人は?

リスクとは、ある事象が起こる可能性のことです。リスクは生活の一部です。食事をするとき、旅に行くとき、そして投資するときにはリスクが発生します。人生には、がんなどの健康問題に関するリスクもつきものです。

大腸癌になりやすい人もいます

リスクを高めるものを危険因子といいます。例えば、風邪の危険因子は感染した人との接触があげられます。

大腸癌の危険因子は数多くあります。その中には変えられるものもあります。例えば:

- 超加工食品を摂取する
- 喫煙
- 運動不足

変えることのできない危険因子もあります。例えば:

- 年齢
- 既往歴

危険因子を持っていたとしても、あなたが大腸癌になるとは限りません。同様に、危険因子がないからと言って大腸癌にならないとが限りません。

危険因子の中には癌検診の時期に影響するものがあります

すべての危険因子に同じ効果がある訳ではありません。それぞれの人に合わせて大腸癌検診を行うためのリスクレベルについては、**ガイド 1を参照してください**。

40歳になる前に大腸癌のリスクとは何かを知り、検診の開始を遅らせないようにしましょう。家族に大腸癌の方がいる場合には、より早くリスクについて学びましょう。

ガイド 1.大腸癌リスクレベル

平均的なリスク	45歳以上で、他に主要な危険因子がない
上昇リスク	血縁家族の中に、大腸癌か進行した前癌性のポリープの既往歴がある
	あなた自身に大腸癌や癌のリスクが上昇するポリープの既往歴がある
	以下の炎症性腸疾患のいずれかがある: • 潰瘍性大腸炎 • 結腸クローン病
高リスク	以下の遺伝性癌症候群のいずれかがある: • リンチ症候群 • 典型的および弱毒化家族性大腸腺腫症などの、ポリポーシス症候群

大腸癌検診を開始するタイミングと再検診については、次の章でお伝えします。

- 第2章では、平均的なリスクを持つ方のための検診について述べます。
- 第3章では、家族に大腸癌や前癌性のポリープの既往歴のある方の検診について述べます。また、遺伝性の癌症候群についても簡単に述べます。
- 第4章では、あなたに前癌性のポリープや大腸癌の既往歴がある場合の再検診について説明します。
- 第5章では、炎症性腸疾患の既往歴がある方の検診方法について説明します。

「

大腸癌検診は、とても重要です!大腸癌は早期で発見できたときの治癒率が高いだけでなく、定期検診により防ぐことができる、まれな癌の1つです!大腸内視鏡検査の準備中や在宅検診のためのサンプリング手順は、不快に感じるかもしれません。ステージIIIの癌からのサバイバーである私から言わせていただくと、放射線治療や化学療法などの大腸癌治療よりもはるかに快適です!

– Ben

検診以外で命を救う方法は？

検診は大腸癌を防ぐために重要です。大腸癌を防ぐためにできる7つのアクション：

1. アスピリンを服用する

5 ～ 10年間、毎日アスピリンを服用し、大腸癌の発症を防ぎます。アスピリンが適切かどうかについては、主治医に相談してください。内出血は、アスピリン服用のリスクとなります。

2. 健康的な食事をする

- 植物ベースの食品をたくさん摂取してください。
- 赤身の肉の摂取を制限し、加工肉の摂取を避けます。
- 加工食品や超加工食品の摂取を制限します。
- 栄養摂取のために、栄養補助食品に頼らないようにします。自然食品から栄養を摂取してください。

3. アルコールの摂取をは少量に、あるいは断酒する

アルコールを多量～中程度摂取すると、大腸癌のリスクが高まります。安全なアルコール量は、その人の体質によります。1日の摂取量で、女性は1杯、男性は2杯までならば、結腸癌のリスクは高まりません。

4. よりたくさん動き、休憩をより少なく

定期的な身体活動が、大腸癌のリスク軽減につながります。

5. ビタミンDを十分に摂取する

ビタミンDのレベルが低いと、大腸癌のリスクが高まります。ビタミンDを含む食品を摂取して、ビタミンDレベルが低くならないようにします。ビタミンDは、サケ、マグロ、マアジ、卵黄に含まれています。ビタミンD栄養強化食品を食べたり、サプリメントを服用することもできます。

日光浴をすることで、皮膚がビタミンDを生成します。長時間外出するときには、日焼け止めを使ってください。日焼け止めを塗ることにより、皮膚によるビタミンDの生成が制限される場合があります。

6. 健康的な体重を維持しましょう

肥満はもう一つの大腸癌危険因子です。肥満度指数（BMI）は、体脂肪の指標です。BMI値18.5 ～ 24.9が、標準体重であると見なされます。あなたの体重、食事、カロリー、活動レベルを記録することが、目標達成に役立つでしょう。

7. 喫煙をやめる

喫煙しているようなら、禁煙しましょう！主治医に禁煙方法を相談してください。禁煙に向けたカウンセリングが利用できます。薬物治療により欲求や離脱症状を抑えることが可能になります。

キーポイント

- 大腸癌とは結腸または直腸の癌のことです。これら2つの臓器は消化器系の一部です。便を体から排出する働きがあります。
- ポリープは結腸や直腸の内側の粘膜が増殖したものです。多くのポリープは癌には進展しませんが、ほとんどすべての大腸癌はポリープから始まります。
- 大腸癌検診で命が救われます。ポリープが癌になる前に発見して切除することで、癌を防ぎます。また 治癒の可能性が高い時期である癌の早期発見につながります。
- リスクとは、ある事象が起こる可能性のことです。誰にとっても癌のリスクは生活の一部です。
- リスクを高めるものを危険因子といいます。大腸癌の危険因子は数多くあります。
- 危険因子の中には、大腸癌のリスクを高めるものもあります。危険因子には年齢や健康状態など、大腸癌検診のタイミングに影響するものもあります。大腸癌リスクは、平均、上昇、高リスクに分類されます。
- アスピリンの服用や健康的な生活を送ることは、癌検診に加えて大腸癌を防ぐことになります。

癌は待ってくれません、そしてあなたも待ってはいけません

新型コロナウィルス感染症のパンデミック中、推奨されている癌検診を受診する人の数が減少しています。検診を受けないことで診断を遅らせ、治癒の機会を失います。

待っていてはいけません。日々の健康管理を怠ることになります。定期的な癌検診を受診して、あなた自身をケアしてください。検診を受ける時と頻度を主治医を相談してください。

「Cancer Won't Wait and Neither Should You」に関する NCCN のメッセージはこちらでご覧ください NCCN.org/resume-screening。

2.
大腸癌の平均的なリスク

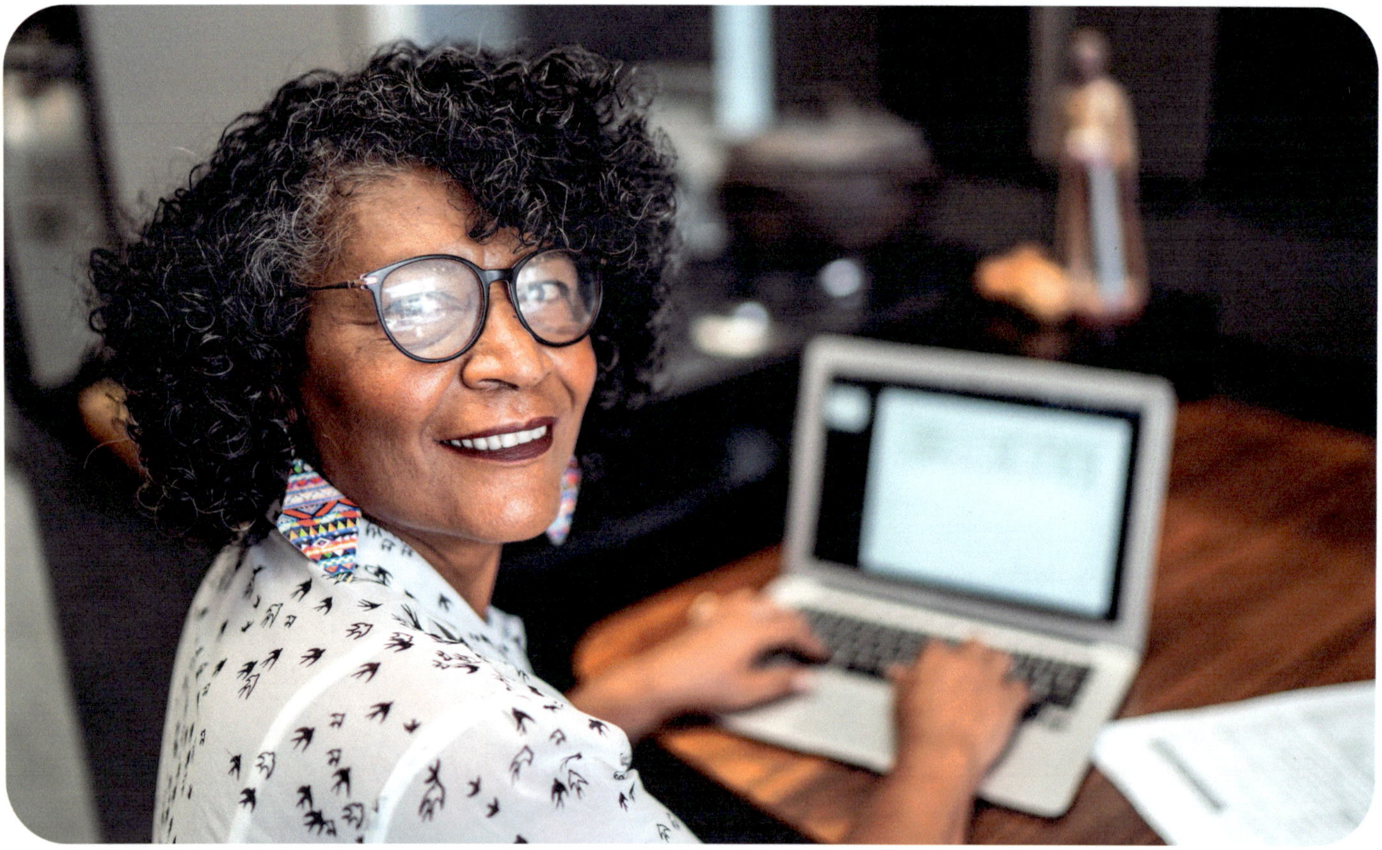

大腸癌のリスクは、ほとんどの人にとっては平均的なリスクです。平均的なリスクは年齢と、主要な危険因子がないことに基づいています。

検診開始は45歳から

何年もの間、平均的なリスクにある人が大腸癌検診を開始するのは50歳でした。しかし、大腸癌は50歳より下でもリスクがあります。現在は、平均的なリスクのある人の検診開始年齢は45歳です。

大腸癌リスクは、民族や人種により異なります。米国では、最も大腸癌リスクが高いのは黒人の方々です。黒人の方々で家族に大腸癌の既往歴がある場合は、45歳かそれ以前に大腸癌の検診を開始するべきです。

45歳より若い人でも、大腸癌に罹患する人がいます。大腸癌の発症リスクが上昇、あるいは高い人であっても、主要な危険因子を持たない場合があります。あなたが45歳より前に大腸癌検診を受けるべきかどうかについて、主治医と相談してください。

健康に過ごすためには、大腸癌検診を75歳まで受診することが必要です。76 ～ 85歳の場合は、主治医と相談の上、大腸癌検診の受診について個人で判断してください。ご自身の健康状態に照らしあわせて、検診のメリットとデメリットについて聞いてみてください。85歳を超えている場合には、大腸癌検診の必要はありません。

45 ～ 75歳	76 ～ 85歳	86歳以上
検診を受診（生命に関わる重大な疾患にかかっていない場合）。	**検診は個人の判断です。あなたにとってのメリットとデメリットを確認してください。**	**検診は必要ありません。**

さまざまな検診方法があります

大腸癌の平均的なリスクのある人は、さまざまな検診方法があります。最善の検診とは、検診をやり遂げることです。どの検診であっても、検診を受けないよりは良いことなのです。それぞれの検診方法のメリットとデメリットについて、主治医に聞いてみてください。

画像検診

画像検診では医師が医療機器を使い、体の内部を確認することができます。これには、大腸内視鏡検査、軟性S状結腸鏡検査、コンピュータ断層（CT）コロノグラフィーがあります。大腸内視鏡検査は、軟性S状結腸鏡検査やCTコロノグラフィーで異常所見が見つかった場合に必要となります。

画像検診では腸管内の便を空にする必要があります。腸管前処置では、流動食と強い下剤を使います。検診前は、医師からの検査の準備についての手順に従ってください。腸管内が十分に空になっていない場合には、予約を取り直すか、再検査をするか、他の検査を受けることになる場合があります。

生検とは、追加の検査のために組織検体を採取することです。ポリープ切除術とは、ポリープ（腸管内壁で過剰に増殖したもの）全体を切除する、生検の一種です。生検は、大腸内視鏡検査および軟性S状結腸鏡検査中のみ実施できます。切除器具を内視鏡内に通し、組織を切除します。ほとんどのポリープは、内視鏡を使って切除できます。外科手術が必要となることはまれです。

便検査

便検査は、画像検査よりも簡単です。ご自宅で便を検体として容器に入れます。検査のために、その検体を検査機関へ送ります。便検査には、免疫

大腸内視鏡検査

大腸内視鏡検査は、医師が腸管内を観察できる方法です。検査中は鎮静剤を使います。医師は内視鏡という手持ち式の装置を使用します。大腸内視鏡検査用の内視鏡は、結腸鏡と呼ばれています。装置の薄い、管状の部分のみを肛門から入れ、直腸から結腸まで挿入します。装置には、ライト、カメラ、切除器具がついています。

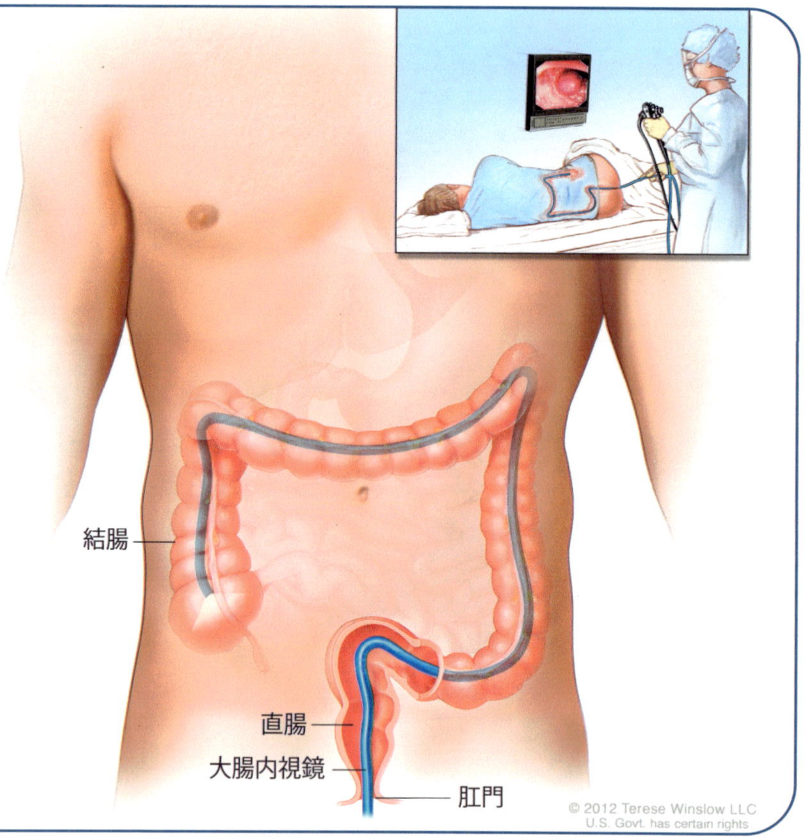

平均的なリスクの方向けの検診方法

画像検診	メリット	デメリット
大腸内視鏡検査 細い装置を肛門からやさしく挿入し、結腸と直腸を検査します	• 一段階検診—追加の検査は必要なし • 検査結果が正常であれば、検診間隔は非常に長い	• 腸管前処置が必要 • 自宅以外の場所での検査 • 鎮静剤を使用 • わずかに出血、感染、損傷のリスクあり
軟性S状結腸鏡検査 細い装置を肛門からやさしく挿入し、結腸の最終部を検査します	• 検査結果が正常であれば、検診間隔は長い • 鎮静剤の必要なし	• 腸管前処置が必要 • 自宅以外の場所での検査 • 結腸全体の評価ではない • ポリープが見つかった場合には、大腸内視鏡検査が必要
CTコロノグラフィー 結腸のX線撮影	• 検査結果が正常であれば、検診間隔は長い • 鎮静剤の必要なし	• 腸管前処置が必要 • 自宅以外の場所での検査 • 平らなポリープが見つけられない場合がある • ポリープが見つかった場合には、再検診や大腸内視鏡検査が必要
便検査		
複数標的糞便DNAベース検査（mt-sDNA） 便内での癌遺伝子マーカーに関する臨床検査 **高感度グアヤック法試験および免疫学的便潜血検査（FIT）** 便内の微量な潜血を調べる臨床検査	• 自宅で便を採取 • 検査前準備の必要なし • 身体的リスクなし	• 結果が以上となった場合には、大腸内視鏡検査が必要 • 画像検査より精度が低い • 結果が正常であっても頻繁な検診が必要

学的便潜血検査（FIT）、高感度便潜血検査、複数標的糞便DNA（mt-sDNA）検査が含まれます。

簡単ではありますが、便検査は癌化するポリープの発見において画像検診ほどの感度はありません。加えて、便検査結果で異常となった場合には、検診は二段階となります。第二段階目では、便検査を受けてから 6 ～ 10か月以内に大腸内視鏡検査を受けます。大腸内視鏡検査において FIT または mt-sDNA の結果が正常であれば、それ以上の検査は必要ありません。

次の検診は10年後です

検診結果が正常となれば、次の検診はどの検診方法であってもかまいません。検診の間隔は、前回実施した検診方法によりさまざまです。平均的なリスクにおける検診間隔については、**ガイド 2 を参照してください**。

大腸内視鏡検査による再検診の間隔は最長となっており、10年間です。軟性S状結腸鏡検査による再検診の間隔は、FIT 便検査を毎年受診した場合には10年です。

画像診断後の間隔は、前回実施した検診の精度により変化する場合があります。腸管内が十分に空ではなかったり、処置が完了しなかった場合には、1年の間隔が必要となる場合があります。

前癌性のポリープや大腸癌が見つかった場合には、第4章の次のステップについて確認してください。

ガイド 2.平均的なリスクの方をベースとした再検診

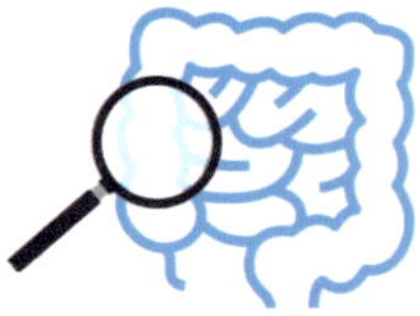

検診方法	**前回の検診結果が正常だった場合の再検診までの間隔**
大腸内視鏡検査	10年後に再検診
軟性S状結腸鏡検査	5～10年後に再検診
CTコロノグラフィー	5年後に再検診
複数標的糞便DNAベース検査	3年後に再検診
高感度グアヤック法試験	1年後に再検診
免疫学的便潜血検査	1年後に再検診

キーポイント

- 平均的な大腸癌リスクのある人の検診開始年齢は45歳です。他の主要な危険因子を持っていないことが必要です。
- 受診する検査方法を選択できます。
- 最善の検診とは、検診を受けることです。主治医と検診方法のメリットとデメリットについて相談することで、十分に情報を得た上での意思決定ができます。
- 次の検診までの間隔は、前回実施した検診方法によりさまざまです。大腸内視鏡検査により正常であるとの結果が出た場合には、10年間検診は必要ありません。便潜血検査後の再検診までの間隔は、1 ～ 3年です。

あなたのフィードバックを必要としています！

癌に関する、わかりやすい役に立つ情報を提供することを目指しています。

私たちの調査に参加して、良い点や改善できる点をお知らせください。

NCCN.org/patients/feedback

大腸癌はいつでも「高齢者の」病気という印象があります。ここで、1990年以降に生まれた人は、1950年に生まれた人よりも大腸癌になる確率が2 ～ 4倍高いという研究結果があります。したがって、45歳で検診を受けることがとても重要です。

– Lara、直腸癌サバイバー

3.
家族の既往歴

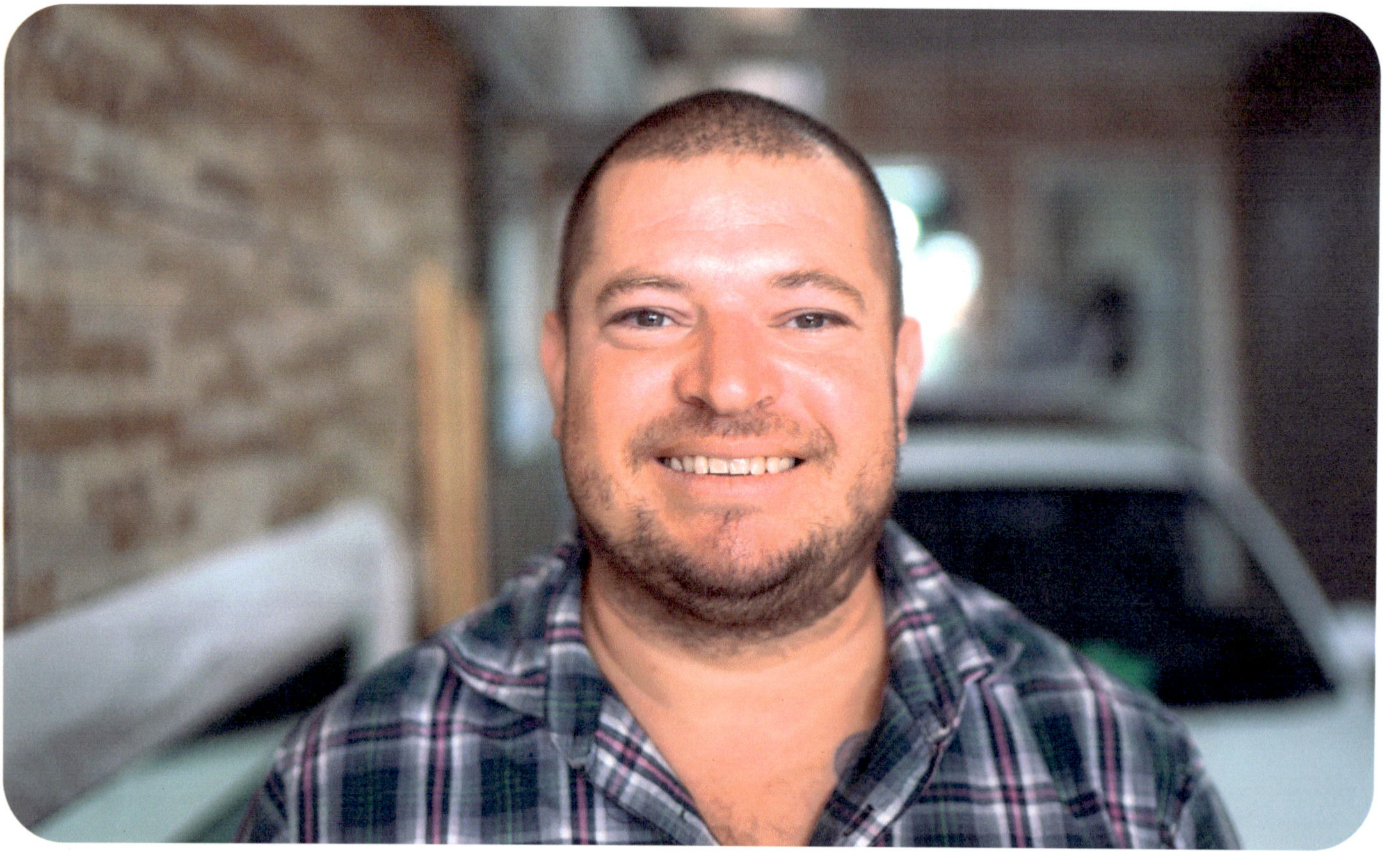

ほとんどの家族で大腸癌は発症しません。大腸癌患者の約3人に1人が、そのご家族も大腸癌を発症しています。家族歴によりリスクは高くなりますが、あなたが確実に大腸癌になるというわけではありません。

高リスクの家族歴

ご家族によっては、複数の血縁が大腸癌に罹患していることがあります。若い方や複数の遠い親戚が罹患している場合は、遺伝性癌症候群である可能性があります。

遺伝性癌症候群とは、生みの親から子どもへ異常遺伝子が受け継がれることで起こります。これはまれです。

主治医は、あなたが遺伝性癌症候群であることを疑うかもしれません。その場合、遺伝学の専門家に照会することになるでしょう。専門家は診断し、遺伝性癌症候群の管理計画を行います。

大腸癌に対して高リスクとなる遺伝性癌症候群には、いくつかの種類があります。

- リンチ症候群は、ミスマッチ修復（MMR）遺伝子の中の先天的エラー（変異）により引き起こされます。時々、リンチ症候群は遺伝性非ポリポーシス大腸癌（HNPCC）と呼ばれますが、完全に同じものではありません。
- ポリポーシス症候群は、複数の大腸ポリープを発症する癌症候群の分類です。最も一般的なものに、家族性大腸腺腫症（FAP）があります。

家族歴を知ろう

家族歴は、大腸癌の危険因子の中で最も重要なもののうちの1つです。以下の情報を主治医に伝えられるように準備をしておきましょう。

- 血縁者が罹患した癌の種類
- その方が癌と診断された時の年齢
- その方の現在の年齢や死亡した時の年齢
- 家族内の遺伝性健康疾患や先天性疾患

「

私自身にMSH2変異（リンチ症候群）があることがわかった遺伝子検査により、今後の治療についての決断したり、その他の癌へのリスクについて理解することができました。これにより、自分の健康管理に対して率先して取り組む機会をもらいました。

– Wenora、3度の癌サバイバー

血縁者

血縁者とは、生まれによる関係性のある家族のことです。血縁者の既往歴は、大腸癌のリスクを決定するために重要です。第一度近親者とは、自分の遺伝子の半分(50%)を共有しています。第二度近親者とは、自分の遺伝子の4分の1(25%)を共有しています。あなたと第三度近親者とは、遺伝子の12.5%を共有しています。

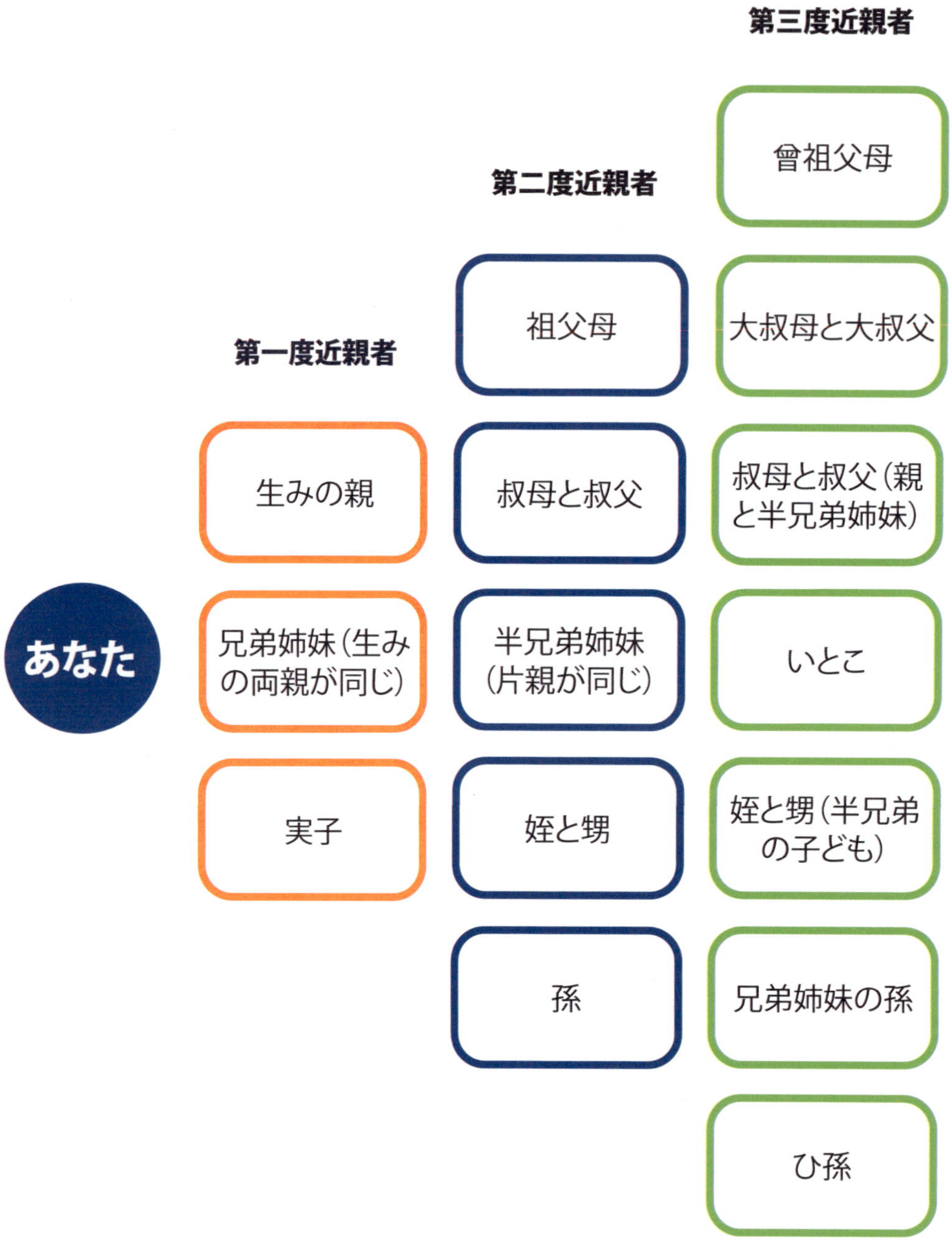

上昇リスクの家族歴

大腸癌を発症する家系のほとんどは、遺伝性癌症候群ではありません。このような家系では、癌の原因は不明です。癌は、共通した遺伝子、共通した経験、またはその両方が原因となるかもしれません。

大腸癌の家族歴

血縁に大腸癌を発症した方がいる場合、あなたの大腸癌リスクは上昇します。多くの親戚で大腸癌を発症している場合、遺伝的な原因が疑われます。その癌が45歳より前に発症している場合は、よりその可能性が高くなります。

腺腫の家族歴

第一度近親者で進行性腺腫を発症している場合、リスクが上昇します。腺腫とは一般的なポリープの一種です。

進行性腺腫には、次の3つの特徴のうち1つ以上の特徴があります。

- 高度異形成 – 異形成と異常な細胞増殖の一種です。高度異形成は癌になる可能性のある細胞で構成されています。
- 大きいサイズ – 1センチメートル以上の場合、腺腫が大きいとします。
- 絨毛または腺管繊毛組織 – 管状線種は最も多く、絨毛および腺管繊毛腺腫は癌になりやすくなっています。鋸歯状腺腫（TSA）は、繊毛状の増殖パターンとなります。

固着性鋸歯状ポリープの家族歴

第一度近親者で固着性鋸歯状ポリープ（SSP）を発症している場合、リスクが上昇します。SSPとは、鋸歯状の細胞パターンを持つ、いくつかのポリープタイプのうちの一つです。腺腫のよう

腺腫の増殖パターン

腺腫には3つの増殖パターンがあります。管状線種では、腺は丸形です（左）。繊毛腺腫は長い腺です（中央）。腺管繊毛腺腫は2種類の形状の混在しています（右）。

管状: https://commons.wikimedia.org/wiki/File:Tubular_adenoma_2_intermed_mag.jpg
繊毛腺腫: https://commons.wikimedia.org/wiki/File:Villous_adenoma1.jpg
腺管繊毛腺腫: https://commons.wikimedia.org/wiki/File:Tubulovillous_adenoma.jpg

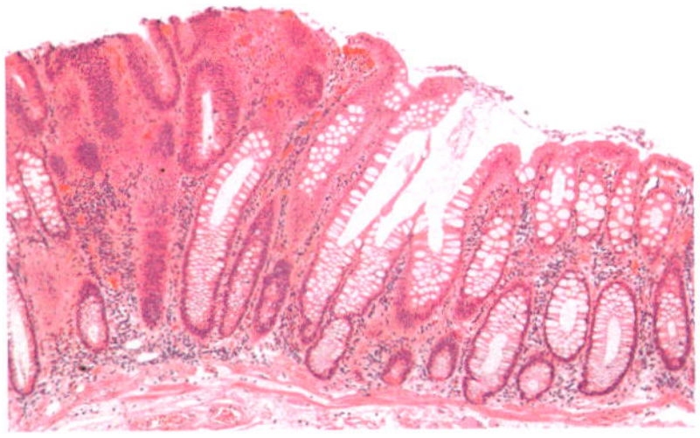

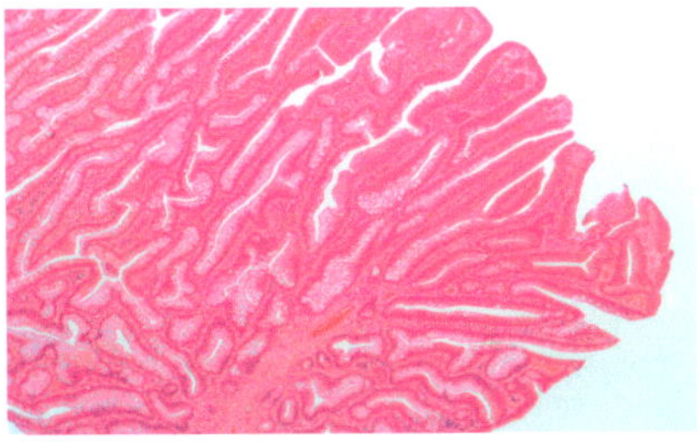

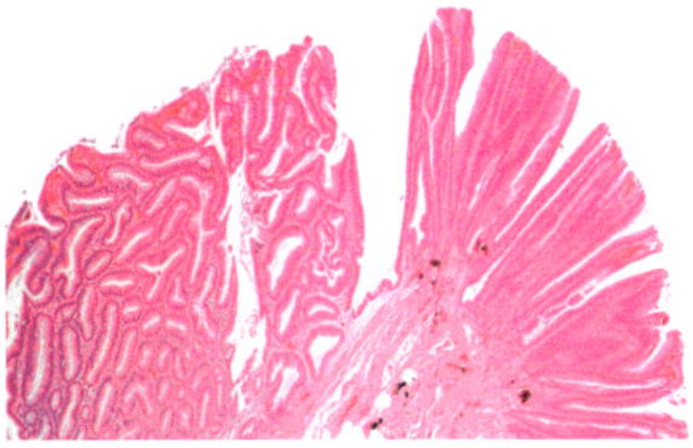

に、SSPは癌のリスクが上昇します。SSPには、次の2つの特徴のうち1つ以上の特徴があります。

- 異形成 – SSPは異形成のポケット（病巣）を持つ場合があります。このポリープは、異形成を伴う固着性鋸歯状ポリープ（SSP-d）と言われています。
- 大きいサイズ – 1センチメートル以上の場合、SSPが大きいとします。

上昇リスクにおける検診

平均的なリスクにおける検診と比較すると、家族歴に基づいた検診はより早く開始し、頻度も高くなります。家族歴に基づいた検診については**ガイド 3を参照してください**。

検診のスケジュールは、あなたに合せることができます。2回以上の検診で問題が認められなかった場合、検診の間隔を延ばすことができる場合があります。検診を変更する場合のあるその他の因子としては、あなたの年齢や、発症した家族の人数や発症年齢などがあります。

前癌性のポリープや大腸癌が見つかった場合には、第4章の次のステップについて確認してください。

検診結果を家族に伝えることで、家族を助けることができます。ご家族で共有するために、主治医が検査結果やレターを提供できる場合があります。家族があなたの履歴を知ることで、他のメンバーが十分な情報を得た上で自身で決断を下すことができます。

キーポイント

- リンチ症候群およびポリポーシス症候群は、家族内で発症する非常に稀な健康状態です。大腸癌における高リスク状態となります。
- 大腸癌検診は、家族に大腸癌や前癌性のポリープがあり、遺伝性癌症候群がない場合、ほとんどが40歳から開始します。ポリープが見つからなくても、5年経ったら再検診してください。
- 家族歴は癌検診の時期に影響するため、検査結果は家族に伝えてください。そうすることで、ご家族が十分な情報を得た上で自信で決断を下すことができます。

あなたの気遣いを示し、検診結果をご家族と共有しましょう。

ガイド 3.家族歴に基づいた検診

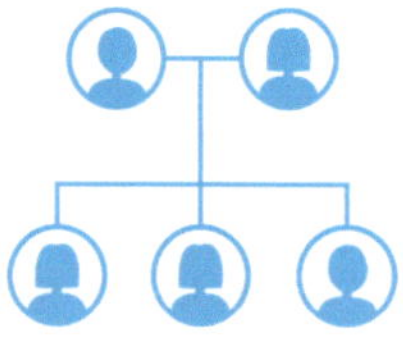
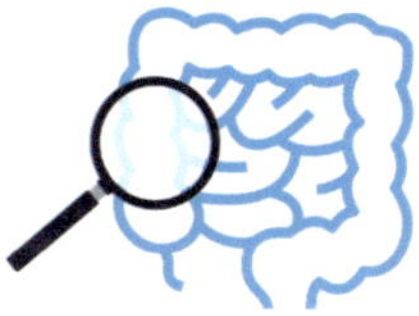
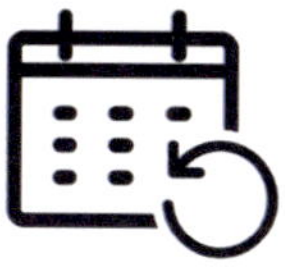

家族歴	2点の時期の早い段階で、大腸内視鏡検査による検診を開始しましょう		前回の検診結果が正常だった場合の再検診までの間隔
1人以上の第一近親者に大腸癌が見つかった	40歳 または	親族が最初に診断された年齢の10歳若い時	5年ごとに再検診
1人以上の第二近親者に大腸癌が見つかった	45歳 または	親族に癌が早い段階で発症した場合、45歳より前	10年ごとに再検診
1人以上の第一近親者に進行性腺腫や、進行した固着性鋸歯状ポリープが見つかった	40歳 または	親族が診断された年齢と同じ年齢	5 ～ 10年ごとに再検診

鋸歯状ポリープ

鋸歯状ポリープには鋸歯状細胞パターンが見られます。鋸歯状ポリープには主な種類が3つあります。過形成性ポリープは鋸歯状であり、ほとんどの場合癌のリスクはありません。固着性鋸歯状ポリープは癌になる場合があります（記載）。鋸歯状腺腫は稀で、癌になる可能性があります。

鋸歯状: https://commons.wikimedia.org/wiki/
ファイル：Sessile_serrated_adenoma_2_intermed_mag.jpg

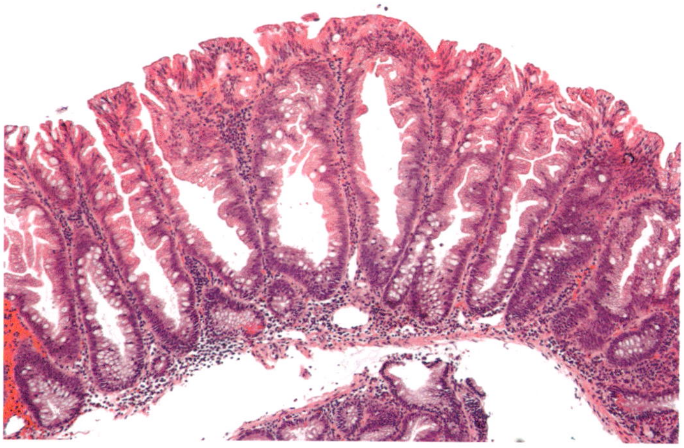

4. 大腸ポリープと癌

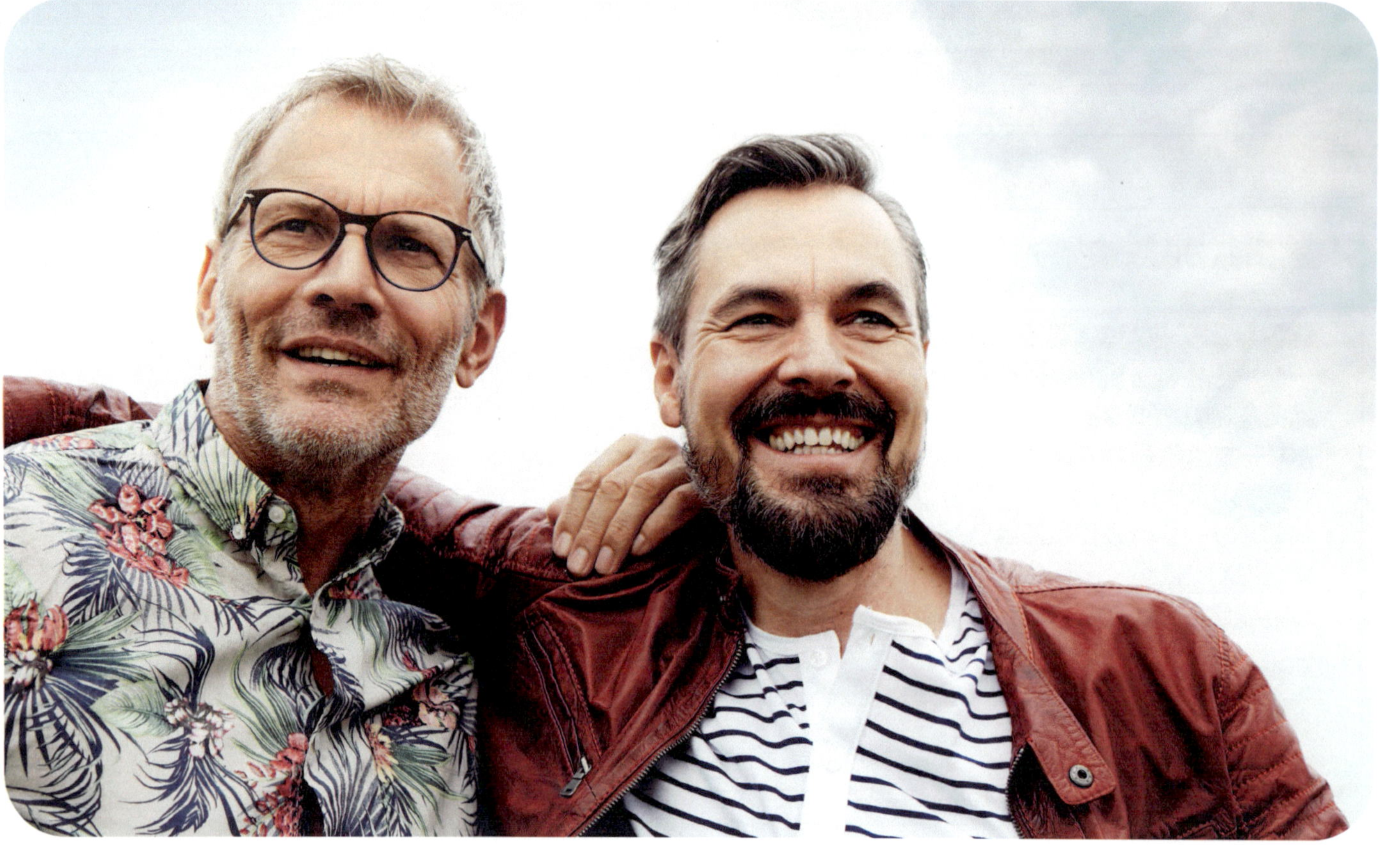

大腸ポリープは、大腸の内側の粘膜が過剰に増殖したものです。切除したポリープは、病理医へ研究用に送られます。大腸内視鏡検査で医師が見たものと、病理医が発見したことに基づいて、次の段階の治療が行われます。

リスクが上がるポリープ

ほとんどのポリープは癌にはなりませんが、次の3つのポリープのうち1つ以上であれば癌のリスクは上昇します。

腺腫

腺腫は腺腫性ポリープ、鋸歯状ポリープ、従来型ポリープとも呼ばれます。これは大腸ポリープの中で最も多い種類です。これは粘液を作る腺状細胞が過剰に増殖したものです。

腺腫には癌になりやすいものもあります。これは「進行性」腺腫と呼ばれます。進行性腺腫には、次の3つの特徴のうち1つ以上の特徴があります。

- 高度異形成 – 高度異形成は癌になりやすい細胞で構成されています。
- 大きいサイズ – 1センチメートル以上の場合、腺腫が大きいとします。
- 絨毛または腺管繊毛組織 – 腺腫には3種類の増殖パターンがあり、管状、繊毛、腺管繊毛があります。管状パターンは最も多く、絨毛および腺管繊毛腺腫は癌になりやすくなっています。

固着性鋸歯状ポリープ

固着性鋸歯状ポリープ（SSP）は大腸壁の上に発生し、鋸歯状細胞パターンとなります。進行性SSPは癌の発症リスクが上昇します。SSPには、次の2つの特徴のうち1つ以上の特徴があります。

- 異形成 – SSPは異形成のポケット（病巣）を持つ場合があります。このポリープは、異形成を伴う固着性鋸歯状ポリープ（SSP-d）と言われています。
- 大きいサイズ – 1センチメートル以上の場合、SSPが大きいとします。

鋸歯状腺腫

鋸歯状腺腫（TSA）は稀です。腺網状増殖パターンと鋸歯状細胞パターンを持ちます。異形成を生じます。TSAを発症したら、他にもポリープがある可能性があり、癌の発症リスクが高くなります。

「

私たちはみんな、プライベートや仕事でとても忙しい生活を送っています。しかし、大腸癌検診は素早く簡単であり、時期を逃すことなく実施すれば生死を分ける差となります。

– Evan、直腸癌サバイバー

大腸内視鏡検査によるポリープの発見

前癌性ポリープのある種の特徴から、大腸癌リスクが高まることが示唆されます。
その特徴の中には、ポリープのサイズや形など、大腸内視鏡検査中に確認できるものがあります。
他の特徴は顕微鏡で確認します。

形状

茎を持たないポリープは切除が難しく、癌になる可能性が高くなります。

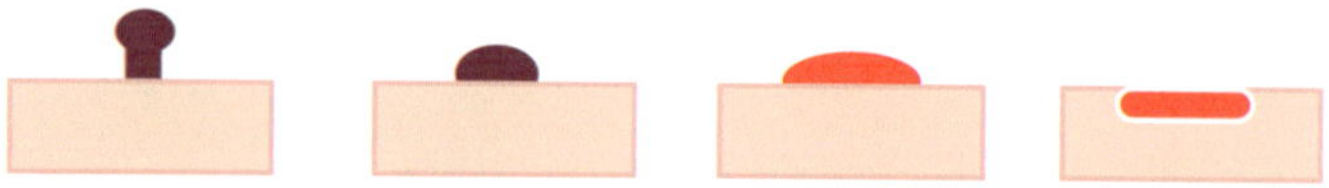

種類

すべてのポリープに癌のリスクがあるわけではありません。癌になりやすいポリープには、腺腫（左）や鋸歯状ポリープ（右）があります。

写真提供：繊毛腺腫：commons.wikimedia.org/wiki/File:Villous_adenoma1.jpg（左）。鋸歯状ポリープ：commons.wikimedia.org/wiki/File:Sessile_serrated_adenoma_2_intermed_mag.jpg（右）。

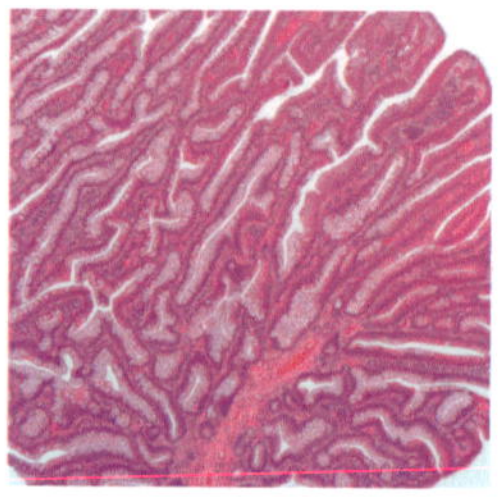

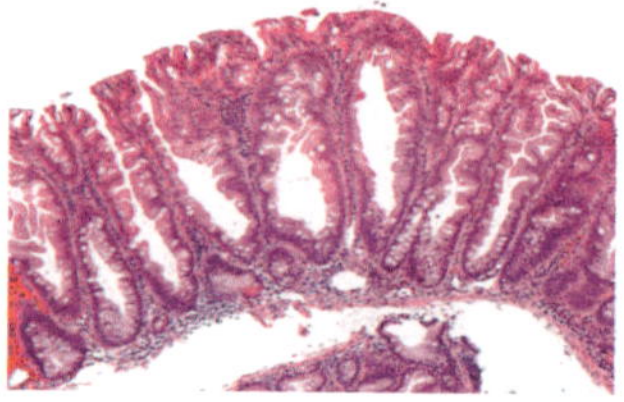

サイズ

ポリープのサイズが1センチメートル以上の場合、癌の発症リスクが高くなります。

個数

ポリープが3個以上ある場合には、癌の発症リスクが高くなります。

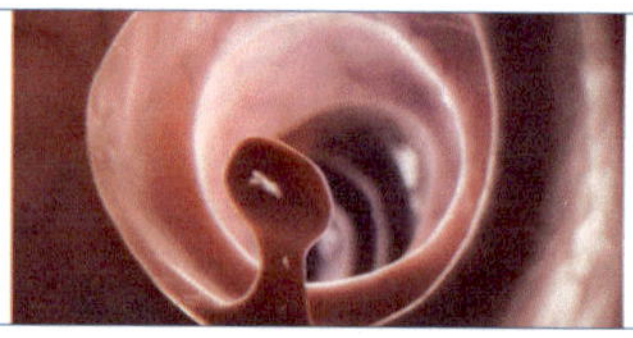

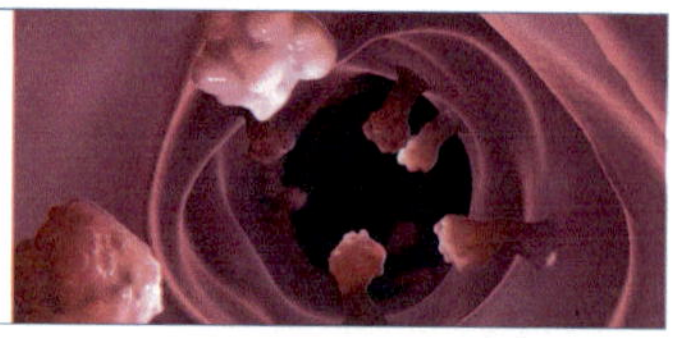

部位

上行結腸にできたポリープは、癌の発症リスクが高くなります（左）。近位結腸にできた小さな過形成性ポリープについては、さらに検査が必要となる場合があります（右）。

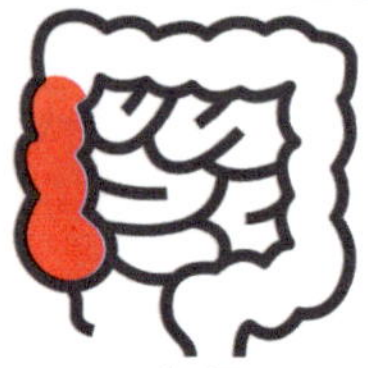

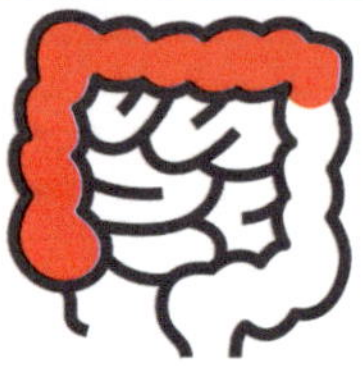

異形成

異形成とは、異常増殖パターンのことです。高度異形成は低度異形成と比べてより激しい外観異常が認められます。

写真提供：正常な結腸：commons.wikimedia.org/wiki/File:Colon,_intermed._mag.jpg（左）。低度異形成：commons.wikimedia.org/wiki/File:Tubular_adenoma_-_colon,_intermed._mag.jpg（中央）。高度異形成：commons.wikimedia.org/wiki/File:Colon_adenoma_with_high-grade_dysplasia,_intermed._mag.jpg（右）。

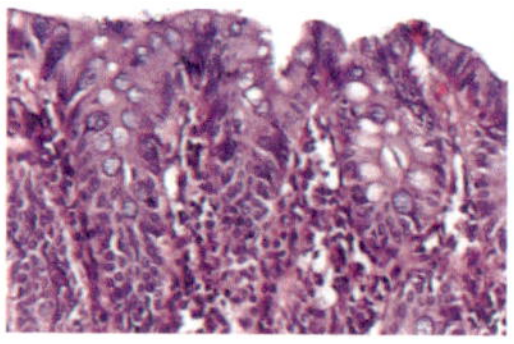
正常な結腸

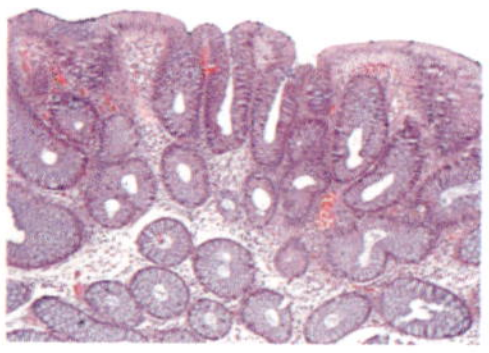
低度異形成

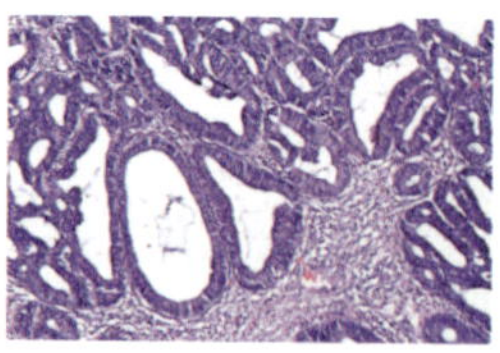
高度異形成

ガイド 4.小さな前癌性のポリープ切除後の再検診

切除したポリープの数と種類	大腸内視鏡検査の再検診までの時期	再検診の結果が正常であれば、次の検診までの期間は延長されます
1 または 2個の腺腫	7 ～ 10年	10年
1 または 2個の固着性鋸歯状ポリープ	5年	10年
鋸歯状腺腫	3年	5年
1 または 2個の進行性腺腫（高度異形成、繊毛または管状組織）	3年	5年
1 または 2個の異形成を伴った固着性鋸歯状ポリープ	3年	5年
3 ～ 10個の腺腫、または固着性鋸歯状ポリープ	3年	5年
11個以上の腺腫、または固着性鋸歯状ポリープ	1 ～ 3年	ポリープの個数が多いということは、ポリポーシス症候群であることが示唆されます。遺伝子検査によりポリポーシス症候群でないことが示されたり、または検査を行っていない場合には、再検査を受けてください。

再検診までの時期

1つ以上の小さな腺腫が見つかり切除された場合には、再検診は平均的なリスクと同様です。他にポリープができたとしても、癌になるには長い年月がかかります。鋸歯状ポリープではポリープの再発リスクが高いため、検診間隔は短くなります。小さなポリープが発見されて切除した場合の検診については、**ガイド 4を参照してください**。

ポリープの数が多い場合には懸念事項となります。ポリープが進行性でなかったとしても、3 ～ 10個のポリープがあれば癌のリスクが高まります。11個以上のポリープがある場合には、遺伝性癌症候群が原因となる場合もあります。主治医は遺伝子検査の受診を勧めるでしょう。

ガイド 5.大きな前癌性のポリープ切除後の再検診

切除したポリープの種類	大腸内視鏡検査の再検診までの時期	再検診の結果が正常であれば、次の検診までの期間は延長されます
有茎性ポリープ	3年	
問題となるような他の特徴がない、固着性、平坦型、または陥凹型のポリープ	1 ～ 3年	3年
固着性、平坦型、または陥凹型のポリープ: • 高い再発リスクがある • 細かく切除された	6か月	1年 3年
固着性、平坦型、または陥凹型のポリープ: • 浸潤癌の危険要因がある • 完全に切除されていない	大きなポリープに対する内視鏡専門医への紹介または、外科手術への紹介	

大きなポリープは切除が難しく、また大腸癌のリスクを高める別の特徴がある可能性があります。このような場合、検診をより頻繁に行うか、大きなポリープの切除を専門とする医師へ紹介してもらうことになります。大きなポリープが発見されて切除した場合の検診については、**ガイド 5**を参照してください。

一般に、過形成性ポリープは癌に進行することはありません。医師は過形成性ポリープが癌に進行するかどうかについて研究を続けています。過形成性ポリープは鋸歯状であり、大きいものの場合には固着性鋸歯ポリープのように処置することになるでしょう。

再発する場合には、胃腸科医がポリープを切除するか、大腸ポリープを専門とする医師へ紹介されることになります。

大腸癌

米国では、およそ24人に1人が大腸癌に罹患しています。大腸癌にかかった場合には、新規の（2つ目の）大腸癌の発症リスクが高まります。このリスクは、再発と呼ばれる最初の癌の戻りのことではありません。これは、時間が経つと癌になる新しいポリープの発症リスクです。

がんの調査監視の情報については、NCCN.org/patientguidelines にて「*NCCN Guidelines for Patients: Colon Cancer or Rectal Cancer*」をご覧ください。これらのガイドラインでは、大腸癌に罹患したすべての人へのマイクロサテライト不安定性（MSI）に対するバイオマーカー検査についても述べています。癌細胞に MSI が見つかれば、リンチ症候群の検査も受ける必要があります。リンチ症候群では大腸癌のリスクが高まります。

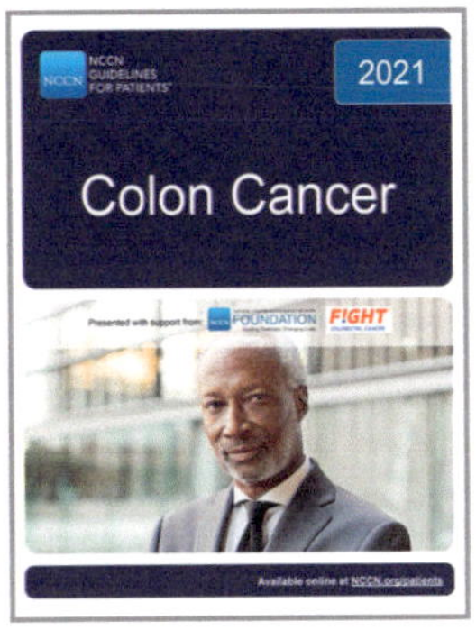

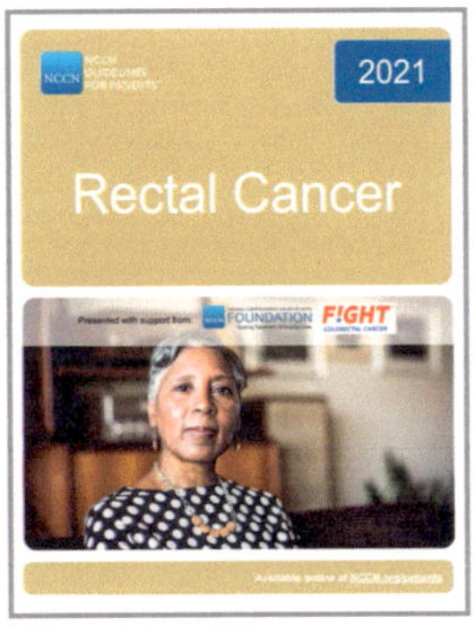

科学者は癌について多くのことを学んできました。その結果、今日の治療法は従来の治療法に比べて向上しました。また、多くの癌患者には複数の治療法が用意されています。

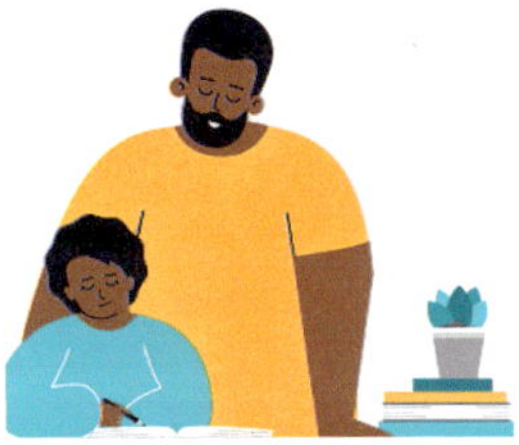

最も影響がある人は？

米国では、黒人の方々は大腸癌を発症する可能性が高く、若い時に診断が下り、他の民族や人種と比べて癌による死亡率が高くなっています。

さらに、黒人の方々には大腸癌検診に対する多くの障壁があります。

検診を受けて、大腸癌のリスクを軽減するための対策をとることができます。

- ✓ 早めに相談しましょう。45歳より前に、主治医と大腸癌のリスクについて相談してください。
- ✓ 早期の検診が必要となる可能性のある大腸癌の家族歴を知っておきましょう。
- ✓ 条件に合うような数多くの大腸癌検診の選択肢について知っておきましょう。
- ✓ 検診を適時に開始し、フォローアップ検診のスケジュールを守りましょう。
- ✓ 大腸癌を防ぐような食事をとり、不健康な食事をやめましょう。

キーポイント

- ある種のポリープを発症した場合、あなたの大腸癌リスクは上昇します。この中には腺腫や固着性鋸歯状ポリープがあります。
- このようなポリープを切除した後、次の検診の時期はポリープの個数など、複数の要因に基づいて決まります。その時期は、ポリープの外観が異形細胞であるか、完全に切除できなかったか、リスクの高い形状であったかに基づいて決まります。
- 大腸癌にかかった場合には、新規の大腸ポリープ 発症リスクが高まります。治療ガイドラインにあるサーベイランス勧告に従ってください。

「

大腸内視鏡検査により、医師は私の謎の病気を解明しました。「癌が見つかりました」という言葉は私の人生を変えました。しかし、ステージIIの大腸癌だったことで私の命は救われました。

– Heather

5.
炎症性腸疾患

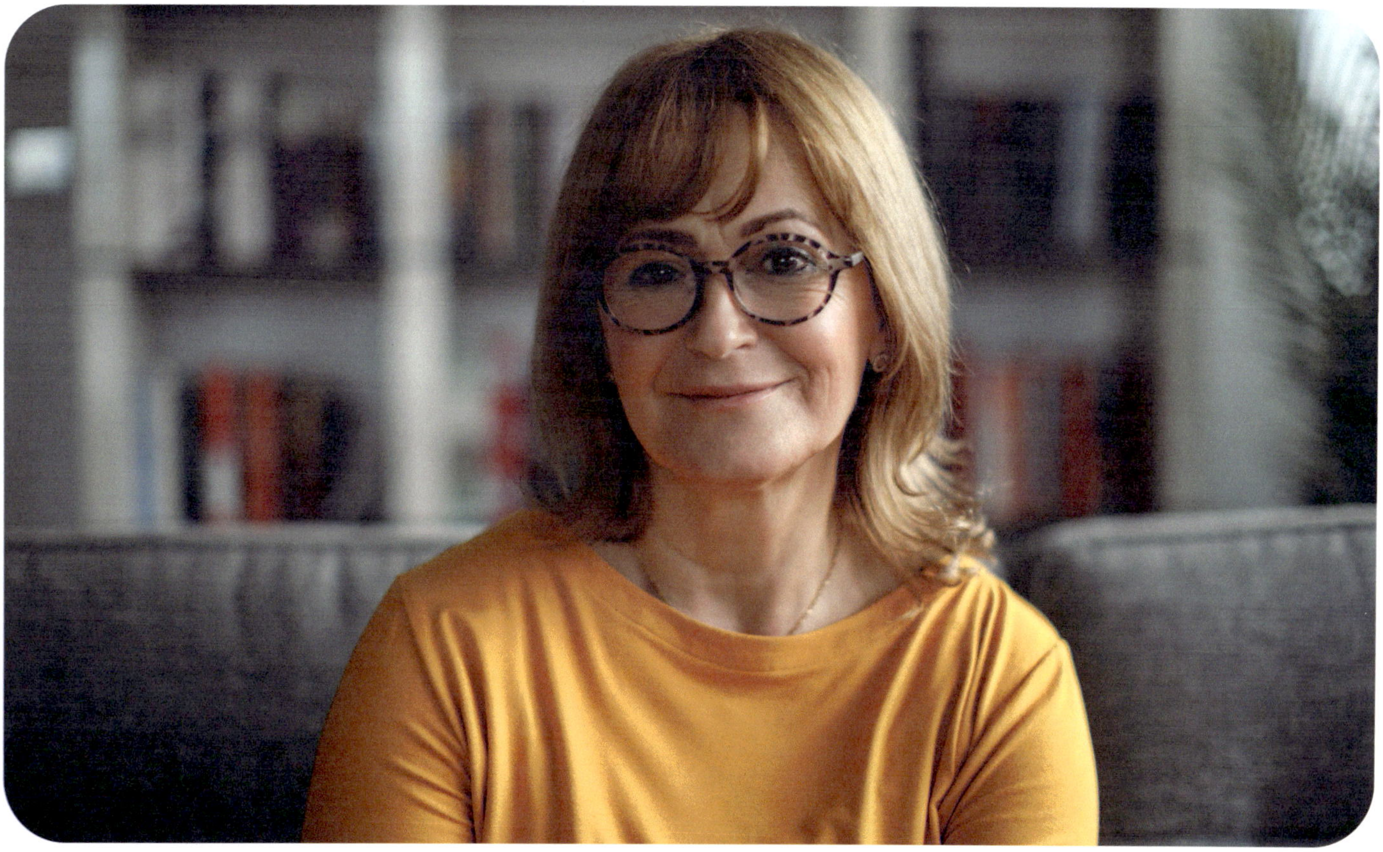

炎症性腸疾患は、消化管の中で長期にわたり炎症を起こしてダメージを与えます。この疾患で大腸癌を引き起こしやすいものは、結腸クローン病と潰瘍性大腸炎の2種類です。

慢性炎症と癌

炎症は体の防衛反応です。身体的要因が体の免疫系を誘発したときに発症します。このシステムは、免疫細胞を送り、身体的誘因を攻撃します。この攻撃で、腫れや痛みなどの症状を起こします。

通常の炎症は体を健康な状態に回復する働きをします。慢性炎症は、ダメージを引き起こします。慢性炎症により、異形成と呼ばれる異常な細胞増殖が引き起こされる可能性があります。異形成は長い時間を経て癌になります。

炎症性腸疾患(IBD)は、腸壁内の特定の細胞二対する免疫系の異常反応です。結腸クローン病は、結腸に影響を及ぼすクローン病の一種です。潰瘍性大腸炎は、結腸と直腸内のみで発症します。

結腸クローン病や潰瘍性大腸炎があると、大腸癌のリスクが上がります。次の高い危険要因がある場合、リスクはさらに高くなります。

- 結腸に、活性が高いか重度の、長期にわたる炎症がある。
- 結腸に大量に発生する炎症。
- 結腸壁内の異形成。高度異形成は癌になる可能性のある細胞で構成されています。
- 胆管の炎症や狭窄を引き起こす、原発性硬化性胆管炎と呼ばれる健康状態。
- 大腸癌に罹患した血縁者、特にその方の癌の発症が50歳より前であった場合。

直腸内のみの炎症の場合は、平均的なリスクと同様に検診を受けてください。検診情報は第2章をご確認ください。

「

大腸癌の症状とあなたの体を知ることは大切です。待ったり自分は癌にかからないと考えないでください。

– Lara、直腸癌サバイバー

癌検診の開始

クローン病や潰瘍性大腸炎は、30歳前に発症することが多くなっています。どちらの疾患も、人生の後半で第二のピークを迎えます。

自身に当てはまる中で、一番早い時期で大腸癌検診を開始してください。

- IBD を発症してから 8年後
- 家族歴に大腸癌の方が含まれる場合、8年より早く
- 原発性硬化性胆管炎がある場合、今年中

異形成は、結腸壁の平らや正常に見える場所に発症するため、見つけるのが難しくなります。IBDが不活性の時は、大腸壁を確認するために最適な方法を使い、検診を行うことが理想的です。

検診手法は、必ず大腸内視鏡検査である必要があります。医師は、あなたが鎮静状態の間に、細い装置を肛門からやさしく入れ、結腸まで挿入します。IBD 向けに3つのオプションがあります。

- 高精細白色光内視鏡（HD-WLE）では、大腸の画像を100万個以上のカラードット（画素）で表示します。画像は画素数が上がるほど鮮明になります。
- 高精細内視鏡を用いた染料噴霧式色素内視鏡検査では、結腸壁内部に染料を塗布します。
- 狭帯域光画像を使用した仮想色素内視鏡検査（VCE）では、色素を使用する代わりに白色光をフィルタリングして使用します。この方式は、光学式 VCE とも言われています。

検査中には、結腸の4カ所から少なくとも 32の組織試料を切り出します（生検）。医師がどの組織を切り出すか決め、生検の間隔が10センチメートルとなるようにします。その他にも、狭い部分（狭窄）、結腸壁の潰瘍、またその他の異常部位から試料を切り出します。

加えて、色素内視鏡検査中、医師は染料や特殊ライトにより確認できる異形組織についても対象生検として切り出します。

再検診までの時期

最後の検診で狭窄が認められた場合には、IBDの専門医による診断が必要です。結腸の狭窄には癌が潜んでいる場合があります。次の段階の治療としては、結腸切除術となる可能性があります。結腸切除術は結腸の一部または全体を外科手術により摘出します。手術が行われない場合、1年後に再検診が必要となります。

ポリープや異形成が見つからず、癌の発症リスクが高い場合、1年後に再検診してください。リスクが高いものには。活発な炎症、家族歴、原発性硬化性胆管炎などがあります。癌のリスクが低い場合には、2 ～ 3年以内に再検診してください。

ポリープは癌検診の間に切除されることがほとんどです。ポリープの中には、内視鏡的粘膜切除術（EMR）や内視鏡的粘膜下層剥離術（ESD）による切除が必要なものもあります。EMRでは、ポリープは結腸壁から持ち上げられ、スネアと呼ばれるループ状のワイヤにより切除されます。ESDではポリープを切除するためにナイフ上の器具を使用します。

ポリープが完全に切除できなかった場合には、IBD専門施設に紹介される場合があります。専門施設では、ポリープは内視鏡的に切除されることがあります。それ以外の場合には、結腸切除術を行うかどうかについて、外科医と会って話合うことになるでしょう。

すべてのポリープが切除できたら、大腸癌のための再検診を受けることになります。細かく切除されたり高度異形成のあったポリープは、癌の発症リスクが非常に高くなります。このような場合、3 ～ 6か月以内に再検診を受けてください。大腸癌に対して高い危険因子を持っている場合には、1年後に再検診を受けてください。高い危険因子がない場合には、2 ～ 3年の間隔を開けることができます。

目に見えない異形成は内視鏡では確認できません。白色光内視鏡を使用して切り出したランダム試料の中で見つかることがあります。消化器系が専門の病理医が診断の補助をおこなうことが可能です。異形成が認められた場合には、IBD の専門医による診断が必要です。次の段階の治療として、以前に色素内視鏡検査を実施していない場合にはその検査や、外科手術、頻繁な検診を行う場合があります。

IBDを基にした再検診の間隔については**ガイド6を確認してください**。

ガイド 6. 炎症性腸疾患（IBD）に基づいた再検診

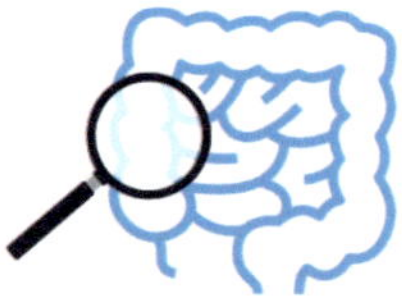

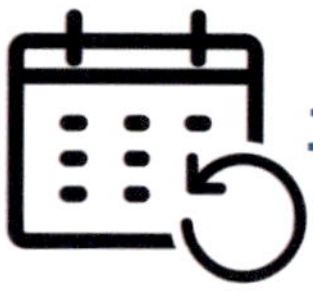

以前の大腸内視鏡検査の結果	再検診までの時期
ポリープや異形成は見つからなかった	• 外科手術による治療なしでの小さな狭窄がある場合、1年後に再検査 • 高い危険因子がある場合、1年後に再検診 • 高い危険因子がない場合には、2 ～ 3年後に再検診
内視鏡では見えない「目に見えない」異形成が見つかった	• IBD の専門医による診断が必要です • 色素内視鏡検査を受けたことがなければ、すぐに再検査を受けてください • 外科医への紹介となる可能性があります
1つ以上のポリープが見つかった	• ポリープが細かく切除された場合には、3 ～ 6か月後に再受診 • ポリープに高度異形成が認められた場合には、3 ～ 6か月後に再受診 • 高い危険因子がある場合、1年後に再検診 • 高い危険因子がない場合には、2 ～ 3年後に再検診

キーポイント

- 結腸クローン病や潰瘍性大腸炎があると、大腸癌のリスクが上がります。
- 大腸癌検診を開始する標準的な時期は、IBDの症状が始まってから8年後です。家族歴や原発性硬化性胆管炎に罹患している場合は、検診開始時期を早めます。
- 異形成は一般的な大腸内視鏡検査では見るのが困難な場合があるため、より見やすい新しい手法を用います。
- 狭窄や目に見えない異形成がある場合、またはポリープ全体が切除されなかった場合には、IBDの専門家を受診してください。次の検診までの間隔は、発がんリスクに基づいて 3か月 ～ 3年間です。

参考資料

大腸癌

Fight Colorectal Cancer
FightColorectalCancer.org

National Cancer Institute (NCI)
cancer.gov/types/colorectal

National Comprehensive Cancer Network (NCCN)
結腸癌
nccn.org/patients/guidelines/content/PDF/colon-patient.pdf

直腸癌
nccn.org/patients/guidelines/content/PDF/rectal-patient.pdf

大腸癌検診

Fight Colorectal Cancer
fightcolorectalcancer.org/resources/colorectal-cancer-screening

MyPathologyReport
mypathologyreport.ca

National Cancer Institute (NCI)
cancer.gov/types/colorectal/patient/colorectal-screening-pdq

遺伝性癌症候群

MedlinePlus
家族性大腸腺腫症
medlineplus.gov/genetics/condition/familial-adenomatous-polyposis

リンチ症候群
medlineplus.gov/genetics/condition/lynch-syndrome

炎症性腸疾患

Cleveland Clinic
my.clevelandclinic.org/health/diseases/15587-inflammatory-bowel-disease-overview

サバイバーシップ

National Comprehensive Cancer Network (NCCN)
健やかに生きるためのサバイバーシップケア
nccn.org/patients/guidelines/content/PDF/survivorship-hl-patient.pdf

Survivorship Care for Cancer-Related Late and Long-Term Effects
nccn.org/patients/guidelines/content/PDF/survivorship-crl-patient.pdf

用語集

腺腫
粘液を作る腺状細胞が過剰に増殖したもの。腺腫は腺腫性ポリープ、鋸歯状ポリープ、従来型ポリープとも呼ばれる。

肛門
便を体外に排出するための開口部。

生検
疾患を検査するために組織や液状試料を採取する手法。

血縁者
あなたと生まれによって関係性のある人。

肥満度指数（BMI）
身長と体重を基にした体脂肪の指標。

結腸切除術
結腸の一部を切除する外科手術。

結腸
摂取した食物が液体から固体へ変化する中空の器官。

大腸内視鏡
肛門から誘導されて、結腸内部で作業するための装置。

大腸内視鏡検査
肛門から誘導されて、結腸内部を装置で見るための手法。

コンピュータ断層（CT）コロノグラフィー
結腸のX線撮影。

結腸クローン病
長期間にわたり結腸内が膨張する健康状態。

クローン病
長期間にわたり消化管内が膨張する健康状態。

陥凹型ポリープ
周囲の組織部より下で起こる異常増殖。

消化器系
食物を細かくし、体がエネルギーとして使えるようにする一連の臓器。

染料噴霧式色素内視鏡検査
染料と非常に鮮明な画像を作る装置を使用して、結腸内部を見るための手法。

異形成
異常な細胞増殖のパターン。

内視鏡
体の開口部から通し、体内で作業するための装置。

内視鏡的粘膜切除術（EMR）
体の開口部から通したループ状のワイヤで腫瘍を持ち上げて切除し、取り除く手法。

内視鏡的粘膜下層剥離術（ESD）
体の開口部から通し特殊なナイフで腫瘍を切除する手法。

食道
喉から胃までの間の管状臓器。

FAP
家族性大腸腺腫症

免疫学的便潜血検査（FIT）
便内の微量な潜血を調べる臨床検査

平坦型ポリープ
周囲の組織部より突出していたり、あるいはわずかに突出していることのない、異常な増殖。

軟性S状結腸鏡検査
肛門から誘導されて、結腸の最終部内を装置で見るための手法。

高精細白色光内視鏡(HD-WLE)
肛門から誘導されて、非常に鮮明な画像を作る装置で結腸内部を見るための手法。

高感度便潜血検査
便内の微量な潜血を調べる臨床検査

HNPCC
遺伝性非ポリポーシス大腸癌

過形成性ポリープ
鋸歯状細胞パターンと有する細胞の異常増殖。

画像検査
体内を写真(画像)による検査。

炎症性腸疾患
長期間にわたり消化管内が膨張する健康状態の一群。

腸管
胃を通過した後の食物が通る臓器。腸とも言う。小腸と大腸の2つの部分にわけられる。

鉄欠乏性貧血
鉄分量が少ないことにより健康な赤血球の数が少ない健康状態。

下剤
腸管内をきれいにするために用いる薬剤。

リンパ
白血球を含む透明な液体。

リンパ管
リンパ液と呼ばれる液体が通る、小さな管状の構造体。

リンチ症候群
癌の発症率が高くなる家系の健康状態。

マイクロサテライト不安定性(MSI)
複製過程中に修復システムに異常が生じることで起こる、小さな繰り返し DNA 部でのエラー。

ミスマッチ修復(MMR)遺伝子
DNA が複製されるときに起こる DNA エラーを修正するタンパク質の細胞内にある指令。

mt-sDNA
複数標的糞便 DNA

粘膜
結腸壁の一番内側にある層。

複数標的糞便DNA(mt-sDNA)ベース検査
便内での大腸癌遺伝子マーカーに関する臨床検査

病理医
細胞や組織を検査して疾患を見つけることを専門とする医師。

有茎性ポリープ
キノコ状の異常増殖。

ポリープ
消化管内壁にできる異常増殖。

ポリープ切除術
細胞の異常増殖を取り除く手法。

ポリポーシス症候群
複数の大腸ポリープを発症する家系内の健康状態の一群。

原発性硬化性胆管炎
胆管の炎症や狭窄を引き起こす健康状態。

直腸
体の外に排出するまで便を保持する中空の器官。

再発
癌のない期間を経て、再び癌を発症すること。

危険因子
ある事象の発生確率を高めるもの。

SD-WLE
標準画質白色光内視鏡

固着性ポリープ
丸い先端に広い土台部分のある異常増殖。

固着性鋸歯状ポリープ（SSP）
隆起した丸い先端と鋸歯状細胞パターンを有した細胞の異常増殖。固着性鋸歯状腺腫とも言う。

異形成を伴う固着性鋸歯状ポリープ（SSP-d）
鋸歯状増殖パターンと隆起した丸い先端を有した細胞の異常増殖。

便
体外に排出される使われなかった食物。排泄物とも言う。

狭窄
中空器官が異常に狭まること。

鋸歯状腺腫（TSA）
鋸歯状細胞パターンと有する細胞の異常増殖。

潰瘍性大腸炎
長期間にわたり結腸や直腸内が膨張する健康状態。

仮想色素内視鏡検査（VCE）
肛門から誘導されて、結腸内部を光源フィルター付き装置で見るための手法。光学式 VCEとも言われる。

私たちとシェアしてください。

調査に参加してください
NCCN Guidelines for Patients をよりよいものにするため、ご協力ください！

NCCN.org/patients/comments

NCCN 寄稿者

患者さんのためのガイドは、NCCN Clinical Practice Guidelines in Oncology (NCCN Guidelines®) for Colorectal Cancer Screening, Version 2.2021 をもとにしています。以下の方々のご協力を得て、適用、レビュー、発行しています。

Dorothy A. Shead, MS
Senior Director,
Patient Information Operations

Laura J. Hanisch, PsyD
Patient Information Program Manager

Susan Kidney
Senior Graphic Design Specialist

The NCCN Clinical Practice Guidelines in Oncology (NCCN Guidelines®) for Colorectal Cancer Screening 2.2021 は、以下の NCCN パネルメンバーによって作成されました。

Dawn Provenzale, MD, MS/Chair
Duke Cancer Institute

*Reid M. Ness, MD, MPH/Vice Chair
Vanderbilt-Ingram Cancer Center

Benjamin Abbadessa, MD
UC San Diego Moores Cancer Center

Christopher T. Chen, MD
Stanford Cancer Institute

Gregory Cooper, MD
Case Comprehensive Cancer Center/ University Hospitals Seidman Cancer Center and Cleveland Clinic Taussig Cancer Institute

Dayna S. Early, MD
Siteman Cancer Center at Barnes-Jewish Hospital and Washington University School of Medicine

*Mark Friedman, MD
Moffitt Cancer Center

Francis M. Giardiello, MD, MBA
The Sidney Kimmel Comprehensive Cancer Center at Johns Hopkins

Kathryn Glaser, MA, PhD
Roswell Park Comprehensive Cancer Center

Suryakanth Gurudu, MD
Mayo Clinic Cancer Center

Amy L. Halverson, MD
Robert H. Lurie Comprehensive Cancer Center of Northwestern University

Rachel Issaka, MD, MAS
Fred Hutchinson Cancer Center/ Seattle Cancer Care Alliance

Rishi Jain, MD, MS
Fox Chase Cancer Center

Priyanka Kanth, MD, MS
Huntsman Cancer Institute at the University of Utah

Trilokesh Kidambi, MD
City of Hope National Medical Center

Audrey J. Lazenby, MD
Fred & Pamela Buffett Cancer Center

Xavier Llor, MD, PhD
Yale Cancer Center/ Smilow Cancer Hospital

Lillias Maguire, MD
University of Michigan Rogel Cancer Center

Arnold J. Markowitz, MD
Memorial Sloan Kettering Cancer Center

*Folasade P. May, MD, PhD, MPhil
UCLA Jonsson Comprehensive Cancer Center

Robert J. Mayer, MD
Dana-Farber/Brigham and Women's Cancer Center | Massachusetts General Hospital Cancer Center

Shivan Mehta, MD, MBA, MS
Abramson Cancer Center at the University of Pennsylvania

Caitlin Murphy, PhD
UT Southwestern Simmons Comprehensive Cancer Center

Swati Patel, MD, MS
University of Colorado Cancer Center

*Shajan Peter, MD
O'Neal Comprehensive Cancer Center at UAB

*Laura Porter, MD
Patient advocate

Peter P. Stanich, MD
The Ohio State University Comprehensive Cancer Center - James Cancer Hospital and Solove Research Institute

Jonathan Terdiman, MD
UCSF Helen Diller Family Comprehensive Cancer Center

Jennifer M. Weiss, MD, MS
University of Wisconsin Carbone Cancer Center

NCCN スタッフ

Mallory Campbell, PhD

* Reviewed this patient guide. For disclosures, visit NCCN.org/disclosures.

NCCN がんセンター

Abramson Cancer Center
at the University of Pennsylvania
Philadelphia, Pennsylvania
800.789.7366 • pennmedicine.org/cancer

Fred & Pamela Buffett Cancer Center
Omaha, Nebraska
402.559.5600 • unmc.edu/cancercenter

Case Comprehensive Cancer Center/
University Hospitals Seidman Cancer
Center and Cleveland Clinic Taussig
Cancer Institute
Cleveland, Ohio
+1 800.641.2422 • UH Seidman Cancer Center
uhhospitals.org/services/cancer-services
+1 866.223.8100 • CC Taussig Cancer Institute
my.clevelandclinic.org/departments/cancer
+1 216.844.8797 • Case CCC
case.edu/cancer

City of Hope National Medical Center
Los Angeles, California
+1 800.826.4673 • cityofhope.org

Dana-Farber/Brigham and
Women's Cancer Center |
Massachusetts General Hospital
Cancer Center
Boston, Massachusetts
+1 617.732.5500
youhaveus.org
+1 617.726.5130
massgeneral.org/cancer-center

Duke Cancer Institute
Durham, North Carolina
+1 888.275.3853 • dukecancerinstitute.org

Fox Chase Cancer Center
Philadelphia, Pennsylvania
+1 888.369.2427 • foxchase.org

Huntsman Cancer Institute
at the University of Utah
Salt Lake City, Utah
+1 800.824.2073
huntsmancancer.org

Fred Hutchinson Cancer
Research Center/Seattle
Cancer Care Alliance
Seattle, Washington
+1 206.606.7222 • seattlecca.org
+1 206.667.5000 • fredhutch.org

The Sidney Kimmel Comprehensive
Cancer Center at Johns Hopkins
Baltimore, Maryland
+1 410.955.8964
www.hopkinskimmelcancercenter.org

Robert H. Lurie Comprehensive Cancer
Center of Northwestern University
Chicago, Illinois
+1 866.587.4322 • cancer.northwestern.edu

Mayo Clinic Cancer Center
Phoenix/Scottsdale, Arizona
Jacksonville, Florida
Rochester, Minnesota
+1 480.301.8000 • Arizona
+1 904.953.0853 • Florida
+1 507.538.3270 • Minnesota
mayoclinic.org/cancercenter

Memorial Sloan Kettering
Cancer Center
New York, New York
+1 800.525.2225 • mskcc.org

Moffitt Cancer Center
Tampa, Florida
+1 888.663.3488 • moffitt.org

The Ohio State University
Comprehensive Cancer Center -
James Cancer Hospital and
Solove Research Institute
Columbus, Ohio
+1 800.293.5066 • cancer.osu.edu

O'Neal Comprehensive
Cancer Center at UAB
Birmingham, Alabama
+1 800.822.0933 • uab.edu/onealcancercenter

Roswell Park Comprehensive
Cancer Center
Buffalo, New York
+1 877.275.7724 • roswellpark.org

Siteman Cancer Center at Barnes-
Jewish Hospital and Washington
University School of Medicine
St. Louis, Missouri
+1 800.600.3606 • siteman.wustl.edu

St. Jude Children's Research Hospital/
The University of Tennessee
Health Science Center
Memphis, Tennessee
+1 866.278.5833 • stjude.org
+1 901.448.5500 • uthsc.edu

Stanford Cancer Institute
Stanford, California
+1 877.668.7535 • cancer.stanford.edu

UC Davis
Comprehensive Cancer Center
Sacramento, California
+1 916.734.5959 • +1 800.770.9261
health.ucdavis.edu/cancer

UC San Diego Moores Cancer Center
La Jolla, California
+1 858.822.6100 • cancer.ucsd.edu

UCLA Jonsson
Comprehensive Cancer Center
Los Angeles, California
+1 310.825.5268 • cancer.ucla.edu

UCSF Helen Diller Family
Comprehensive Cancer Center
San Francisco, California
+1 800.689.8273 • cancer.ucsf.edu

University of Colorado Cancer Center
Aurora, Colorado
+1 720.848.0300 • coloradocancercenter.org

University of Michigan
Rogel Cancer Center
Ann Arbor, Michigan
+1 800.865.1125 • rogelcancercenter.org

The University of Texas
MD Anderson Cancer Center
Houston, Texas
+1 844.269.5922 • mdanderson.org

University of Wisconsin
Carbone Cancer Center
Madison, Wisconsin
+1 608.265.1700 • uwhealth.org/cancer

UT Southwestern Simmons
Comprehensive Cancer Center
Dallas, Texas
+1 214.648.3111 • utsouthwestern.edu/simmons

Vanderbilt-Ingram Cancer Center
Nashville, Tennessee
+1 877.936.8422 • vicc.org

Yale Cancer Center/
Smilow Cancer Hospital
New Haven, Connecticut
855.4.SMILOW • yalecancercenter.org

注

索引

Made in the USA
Monee, IL
05 November 2026

67380134R00029